Bhoopendra Singh Rajput
Mamta Singh
Varun Sonawane

Além do Bisturi: Inovações em Oral e Maxilofacial

Bhoopendra Singh Rajput
Mamta Singh
Varun Sonawane

Além do Bisturi: Inovações em Oral e Maxilofacial

Avanços na cirurgia oral e maxilofacial

ScienciaScripts

Imprint

Any brand names and product names mentioned in this book are subject to trademark, brand or patent protection and are trademarks or registered trademarks of their respective holders. The use of brand names, product names, common names, trade names, product descriptions etc. even without a particular marking in this work is in no way to be construed to mean that such names may be regarded as unrestricted in respect of trademark and brand protection legislation and could thus be used by anyone.

Cover image: www.ingimage.com

This book is a translation from the original published under ISBN 978-620-7-64819-1.

Publisher:
Sciencia Scripts
is a trademark of
Dodo Books Indian Ocean Ltd. and OmniScriptum S.R.L publishing group

120 High Road, East Finchley, London, N2 9ED, United Kingdom
Str. Armeneasca 28/1, office 1, Chisinau MD-2012, Republic of Moldova, Europe
Printed at: see last page
ISBN: 978-620-7-66092-6

RECONHECIMENTO

Qualquer tarefa que tenha de ser corretamente executada necessita do apoio e da ajuda de outros. Quero aproveitar esta oportunidade para expressar a minha sincera gratidão a todos os que me apoiaram na realização do meu objetivo.

Em primeiro lugar, quero começar por expressar a minha gratidão ao "Deus-Poder Supremo" por me ter dado a força, a inspiração e a coragem para fazer este trabalho desafiante. Nada é possível sem as "Suas" bênçãos.

Reconheço a minha gratidão à **Dra. Mamta Singh**, M.D.S. Professora e Directora do Departamento de Cirurgia Oral e Maxilofacial, Index Institute of Dental Sciences, Indore, pelo seu constante encorajamento e gratidão. A sua intensa paixão pelo tema e o seu vasto conhecimento do mesmo revelaram-se inestimáveis quando se trata de expressão verbal.

Apresento a minha humilde gratidão e os meus sinceros agradecimentos a um professor exemplar e a um excelente académico, **o Dr. Bhoopendra Singh Rajput,** M.D.S. Professor, Departamento de Cirurgia Oral e Maxilofacial, Index Institute of Dental Sciences, Indore, por toda a sua assistência e aconselhamento académico para tornar este projeto muito mais educativo e de excelente qualidade.

Um dos meus maiores sucessos durante este período do meu percurso foi a redação da minha dissertação. Por isso, estou extremamente grato à **Dra. Swapnil Singh,** M.D.S. Professora Associada, Departamento de Cirurgia Oral e Maxilofacial, pelo seu apoio genuíno e ardente, sem o qual não teria conseguido terminar esta tarefa dentro do prazo.

Além disso, gostaria de expressar a minha gratidão ao **Dr. Shyamalendu Lasker,** M.D.S. Reader do Departamento de Cirurgia Oral e Maxilofacial, cuja dedicação e sábios conselhos me servirão de lição.

Os meus pais, Prof. **Vikas Sonawane** e **Sra. Vijaya Sonawane**, a minha avó **Smt. Leela Shivajirao Patil**, o meu irmão **Dr. Vipul Sonawane** e a minha cunhada **Dra. Meghana Sonawane** merecem um reconhecimento especial, uma vez que é devido à sua orientação, amor, aceitação, convicção e apoio inabalável que me motivaram e inspiraram a perseguir os meus objectivos com honra e integridade.

Os meus agradecimentos especiais aos meus melhores finalistas, **Dr. Sourabh Oza, Dr. Radhika Vyas** e **Dr. Shubham Gupta**, e aos meus super finalistas, **Dr. Mahendra Katiyar, Dr. Rajveer Arora** e **Dr. Pranil Jaiswal,** por nos terem sempre ajudado.

É com alegria que exprimo a minha gratidão pelo apoio, conselhos e amor dos meus colegas **Dr. Aayushi Verma** e **Dr. Pratigya Yadav.**

Agradeço aos meus colegas **Dr. Kratika Kulkarni, Dr. Irum Khan** e **Dr. Mohd. Yusuf Noorul Islam** por todo o apoio e carinho.

Por último, e mais importante, gostaria de estender a minha sincera gratidão e agradecimento à **Dra. Prachi Singh,** que esteve sempre do meu lado e contribuiu de alguma forma para a conclusão bem sucedida desta dissertação sobre a biblioteca.

DR. SONAWANE VARUN VIKAS

Índice

INTRODUÇÃO

Foi sugerido que somos aquilo que fazemos repetidamente e que a excelência não é um ato, mas um hábito.[1] Isto é irreconciliável com a noção de Heráclito de Éfeso de que a mudança é a única constante.[2] Os cirurgiões têm de possuir uma dualidade de natureza que, por um lado, abraça o hábito para obter resultados consistentes na sala de operações e, por outro, permite o engenho para resolver desafios imediatos. Uma abordagem puramente gradual à cirurgia produziria resultados devastadores quando a biologia não segue as regras. Esta série fornece informações sobre os avanços tecnológicos que podem tornar-se prática de rotina nos próximos anos.[3]

Everett Rogers observou que os avanços tecnológicos nascem durante os inovadores, são aperfeiçoados pelos primeiros a adotar, popularizados pela maioria inicial, normalizados pela maioria tardia e, ocasionalmente, eliminados pelos retardatários.[3] A proximidade de centros de engenho, intencional ou por acaso, proporciona oportunidades para os médicos inovarem ou se tornarem pioneiros na adoção de uma tecnologia. Os factores sociais e económicos podem inclinar os médicos para a adoção tardia de novos conceitos. A personalidade, a previsibilidade e a tolerância ao risco influenciam ainda mais a vontade de um médico de alterar a sua prática atual.

A especialidade de Cirurgia Oral e Maxilofacial (CMOF), tal como a conhecemos atualmente, irá inevitavelmente mudar nas nossas vidas. A utilização de novas conquistas científicas e tecnológicas revolucionou o campo da cirurgia oral e maxilofacial. Com uma formação única em cirurgia oral e maxilofacial sustentada pela ciência médica e dentária, os cirurgiões da OMS expandiram-se para áreas de especialidade e muitos participam atualmente na cirurgia craniofacial e na cirurgia estética facial. A OMS é um campo integral que engloba aspectos da ciência, técnicas clínicas e estética e que se recria constantemente.[5]

Nas últimas duas décadas, o campo da Cirurgia Oral e Maxilofacial (OMS) tem crescido significativamente, e todos os avanços na história do nosso campo ocorreram devido ao passo engenhoso de inventar uma nova técnica, e devido aos muitos profissionais que mais tarde tomaram conhecimento da técnica, viram o seu significado, depois popularizaram-na e aperfeiçoaram-na.[6]

Com o rápido desenvolvimento da ciência e da tecnologia, a cirurgia reconstrutiva oral e maxilofacial acompanhou o ritmo do tempo para proporcionar um futuro próspero. A cirurgia reconstrutiva oral e maxilofacial centrou-se em grandes realizações nos seguintes aspectos: transplante de tecidos revascularizados, substitutos de enxertos ósseos, plasma rico em plaquetas, engenharia de tecidos, osteogénese de distração, microcirurgia, artroplastia, reparação dinâmica, cirurgia a laser, conceção assistida por computador.[5]

Esta dissertação de biblioteca tenta descrever os avanços utilizados na Cirurgia Oral e Maxilofacial numa visão abrangente.

AVANÇOS NA ANESTESIA LOCAL

Os tratamentos dentários estão desde há muito associados, na mente do paciente, à dor. De facto, o medo da dor é um dos factores mais significativos que dissuade os adultos de receberem cuidados dentários não urgentes, mais ainda do que o custo monetário do tratamento. A profissão de dentista pode orgulhar-se do seu papel na liderança do desenvolvimento da arte e da ciência da anestesia. O Dr. Horace Wells, um dentista do Connecticut, tornou-se a primeira pessoa a utilizar a anestesia por razões terapêuticas quando recebeu 100% de óxido nitroso (N20) em dezembro de 1844, antes da extração de um molar.

O êxito da prática dentária moderna é determinado pela eficácia dos fármacos anestésicos locais e pela aplicação da anestesia local. O medo da injeção é a principal razão para a maioria das pessoas recusar tratamentos dentários. As novas tecnologias permitiram diminuir a dor durante a administração da anestesia local e reduzir os efeitos secundários. Este artigo aborda os diferentes avanços nos sistemas de administração de anestesia local.[8]

Anestesia local: -

Carl Koller (1857-1944), um oftalmologista austríaco, demonstrou o efeito da cocaína como anestésico local para cirurgia ocular em 1884, instilando gotas de cocaína na superfície do olho, proporcionando anestesia tópica. Pela primeira vez, um doente pôde ser submetido a uma intervenção cirúrgica acordado e sem dor.

William Halstead (1852-1922), administrou uma injeção de cocaína (com epinefrina) através de um bloqueio do nervo alveolar inferior para a remoção de um neuroma.

PROPRIEDADES ANESTÉSICAS DESEJÁVEIS: - São várias as propriedades desejáveis para os agentes e técnicas de anestesia local. A eficácia, a segurança e a biocompatibilidade são requisitos. Outras propriedades que são desejadas para um agente e uma técnica ideais incluem um início rápido, duração e profundidade adequadas da anestesia, anestesia apenas dos tecidos e da área visados, reversão rápida, ausência de efeitos secundários e contra-indicações, uma administração indolor da anestesia que seja também discreta e uma técnica que seja fácil e não tenha uma curva de aprendizagem, ou tenha uma curva de aprendizagem mínima.

Sistemas de administração de anestésicos locais em odontologia: -

Avanços recentes na anestesia tópica

• **Pré-resfriamento (Crioanestesia)[8]** :- É a aplicação de frio numa parte localizada do corpo para bloquear a condução nervosa local dos impulsos dolorosos. Estimula as fibras A mielinizadas, activando as vias inibitórias da dor, o que, por sua vez, aumenta o limiar da dor. Um estudo revelou que o arrefecimento abranda ou elimina a transmissão de sinais de dor. Está disponível nas formas de gelo (gelo picado ou gelo em cubos) e de spray refrigerante. Os nomes comerciais do spray refrigerante são Gebauer's pain ease, Pharma ethyl. Tem uma ação curta e o tempo de aplicação é de 2 a 5 minutos.

• **Iontoforese[8]** : - Melhora o transporte de fármacos aplicados topicamente utilizando uma corrente eléctrica suave, de modo a que a permeabilidade dos fármacos carregados possa ser aumentada através da pele.

Estimulação eléctrica nervosa transcutânea (TENS)Anestesia dentária eletrónica:- É uma técnica não farmacológica amplamente utilizada no tratamento da dor aguda e crónica. A estimulação eléctrica nervosa transcutânea (TENS) utiliza a corrente eléctrica produzida por um aparelho para a estimulação dos nervos, principalmente para fins terapêuticos. O equipamento não contém seringas, pelo que transmite um comportamento positivo às crianças e reduz o seu medo. Por conseguinte, esta técnica pode ser utilizada com êxito em doentes pediátricos. Também pode ser igualmente útil em doentes adultos para produzir analgesia durante diferentes condições, como a colocação de diques de borracha, a preparação de cavidades, o capeamento da polpa, os procedimentos endodônticos, a preparação de próteses dentárias, a profilaxia oral, as extracções e a redução do desconforto durante a injeção de anestesia local[7] .

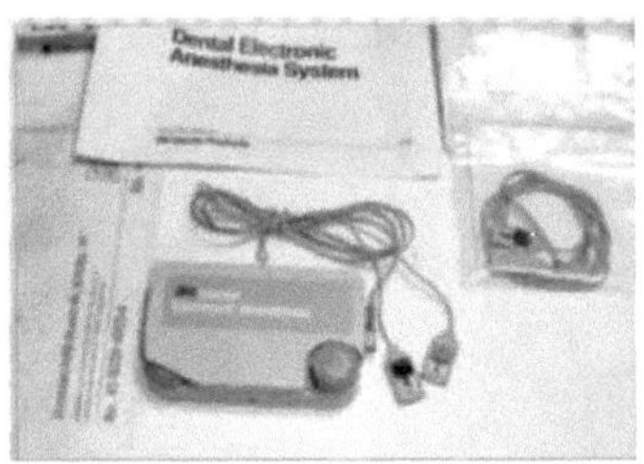

Consiste numa unidade TENS, que é um gerador de impulsos eléctricos com duas variações - um modelo utilizado pelo dentista na clínica, que está ligado à tomada eléctrica do edifício para gerar energia. A variação seguinte é o modelo do paciente, que é pequeno e portátil e tem uma bateria como fonte de alimentação. Para além da unidade TENS, é constituída por fios condutores e eléctrodos que podem ser colocados por via extra-oral ou intra-oral[8] . Um estudo comparou a eficácia da TENS com a lignocaína a 2% na redução da dor durante a extração, preparação da cavidade, pulpotomia e pulpectomia de dentes decíduos e concluiu que a TENS pode ser um adjuvante útil em pacientes pediátricos na obtenção de anestesia.

Sistema de administração de anestésico local controlado por computador CCLAD: - Proporciona anestesia indolor através da administração de uma pequena quantidade de solução anestésica a uma velocidade lenta. Pode ser utilizado com êxito em doentes pediátricos. Pode ser igualmente indicado em pacientes adultos para produzir efeitos anestésicos durante o capeamento da polpa, procedimentos endodônticos e extracções. É indicado para a administração de injecções palatinas indolores. Os nomes comerciais incluem <u>Compu dent, Comfort control syringe, Single tooth anaesthesia, Quick sleeper, Sleeper one</u>[7] .

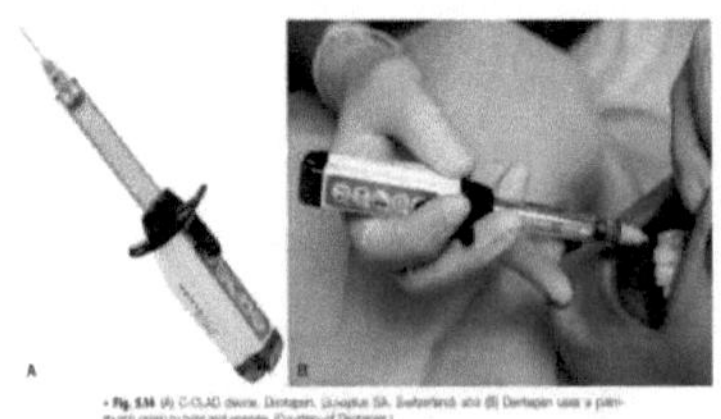

• Fig. 5.14 (A) C-CLAD device. Dentapen. (Juvaplus SA, Switzerland) and (B) Dentapen uses a pen-thumb grasp to hold and operate. (Courtesy of Dentapen.)

Sistema de anestesia local controlado por computador Compu dent/wand: - Era originalmente conhecido como Wand. Mais tarde, foram introduzidas no mercado versões posteriores como Wand Plus e depois Compu dent, a designação atual. É composto por uma unidade de base, uma peça de mão e um pedal. A solução é forçada através da tubagem de microporos da peça de mão controlada pela unidade de controlo do computador. Ao ativar o pedal, a taxa de injeção pode ser controlada. Estão disponíveis três modos de caudal: lento, rápido e turbo[8].

Comfort control syringe®: - Esta modificação melhora o conceito CCLAD. Trata-se de um sistema de administração eletrónico e pré-programado que proporciona ao operador o controlo necessário para tornar a experiência de injeção de anestésico local do doente tão agradável quanto possível. Tem um sistema de administração em duas fases; a injeção começa a um ritmo extremamente lento para evitar a dor associada à administração rápida. Após 10 segundos, a velocidade aumenta para a velocidade de injeção pré-programada para a técnica selecionada.[8] Existem cinco velocidades de injeção pré-programadas para injecções específicas:

- Infiltração - 0,007 ml/seg · Bloqueio regional - 0,02 ml/seg · Palatino - 0,008 ml/seg -Intra-pigmentar- 0,007 ml/seg · Injeções intra-ósseas - 0,02 ml/seg.[9]

- **Sistema de anestesia de dente único (STA)**[TM] : - O STA utiliza a tecnologia de vibração para diminuir a dor, para além da administração controlada por computador. Tem uma tecnologia de deteção de pressão. Esta avalia a pressão de saída da solução. A STA inclui um pedal, um suporte de cartucho e um tubo. A taxa de injeção pode ser selecionada a partir da unidade.[8] O sistema de administração de anestésico local Wand STA representa um avanço significativo na tecnologia C- CLAD.

- O avanço tecnológico está relacionado com o desenvolvimento do que se designa por tecnologia de deteção dinâmica da pressão (tecnologia DPS).

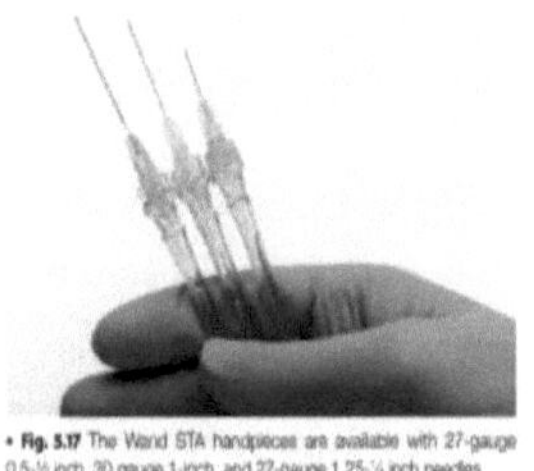

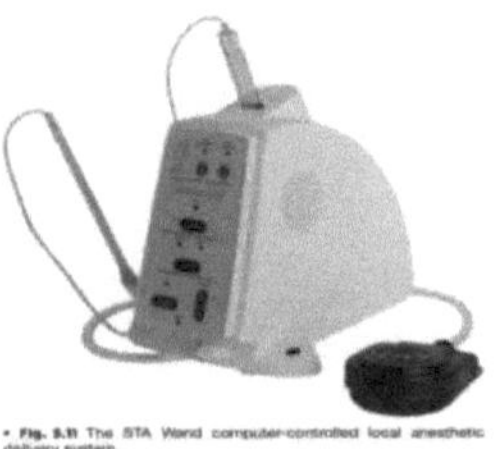

Quick sleeper®:- É uma alternativa à Wand. Inclui uma peça de mão com uma pega, um pedal, uma unidade de controlo e um sistema de análise permanente da resistência. As quantidades de solução anestésica injectadas podem ser visualizadas diretamente em toda a peça de mão. Foi introduzido um novo modelo Quick Sleeper S4, que é 40% mais leve e tem um diâmetro 19% mais reduzido do que os outros modelos[8].

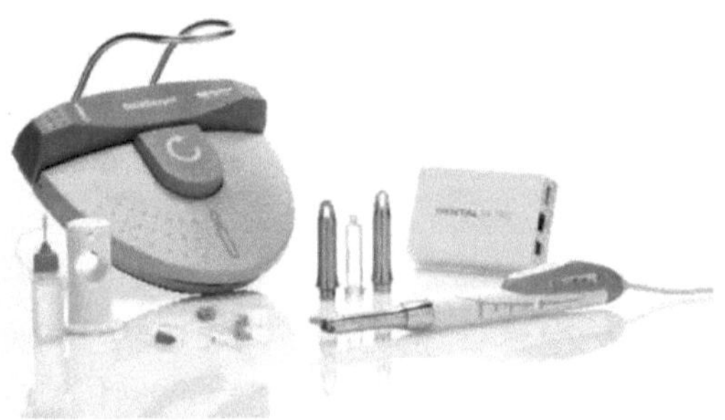

CIRURGIA ORAL E MAXILOFACIAL ENDOSCÓPICA MINIMAMENTE INVASIVA

INTRODUÇÃO

A cirurgia minimamente invasiva (MIS) pode ser designada por cirurgia endoscópica, cirurgia menos invasiva, cirurgia assistida por vídeo, cirurgia telescópica e cirurgia de acesso mínimo. Também pode ser amplamente definida como a disciplina da inovação cirúrgica combinada com tecnologia moderna. Como Hunter e Sackier,[1] pais da cirurgia oflaparoscópica, afirmaram: "O papel da tecnologia na cirurgia minimamente invasiva tem sido miniaturizar os nossos olhos e alargar as nossas mãos para realizar operações microscópicas e macroscópicas em locais que anteriormente só podiam ser alcançados através de grandes incisões." A utilização da endoscopia permite a visualização direta através de orifícios naturais ou de incisões mais pequenas que estão distantes do local da cirurgia. Os avanços na tecnologia permitem o desenvolvimento de endoscópios e instrumentos endoscópicos mais pequenos para operações na região maxilofacial. Independentemente do nome, a MIS tem sido bem aceite (e solicitada) pelos pacientes devido à diminuição da morbilidade, ao menor tempo de hospitalização e ao regresso mais rápido à função normal, em comparação com as técnicas padrão, maximamente invasivas.

A endoscopia foi introduzida pela primeira vez em 1806 por Philipp Bozzini, que criou o primeiro dispositivo iluminado internamente para inspecionar o interior do corpo humano. O seu instrumento, o "Lechleiter" (condutor de luz), utilizava uma vela com espelhos inclinados para iluminação.[3] O urologista francês Antonin Jean Desormeaux, em 1853, efectuou uma operação endoscópica com o que designou por "endoscópio".[4] A primeira publicação sobre artroscopia (então designada por "artro-endoscopia") foi feita pelo Dr. Eugen Bircher,[5] , que utilizou um laparoscópio numa articulação do joelho, utilizando gás nitrogénio para distender a cavidade ótica. O cirurgião oral e maxilofacial Masatoshi Onishi foi o primeiro a efetuar uma artroscopia da articulação temporomandibular (ATM) utilizando um artroscópio desenvolvido por Masaki Watanabe, um cirurgião ortopédico japonês. Desde então, os cirurgiões orais e maxilofaciais Onishi, Holmlund, Murakami, McCain e Sanders popularizaram ainda mais a artroscopia da ATM e são considerados os pioneiros desse campo.[6] O interesse na abordagem minimamente invasiva da unidade do côndilo do ramo (RCU) começou no final dos anos 90 e início dos anos 2000 com Lee, Mueller, Schmalziest, Kellman e Troulis.[7,8] A cirurgia de orifício natural foi introduzida na década de 1990, quando Konigsberg, Nahila, Katz e Marchal aplicaram a endoscopia para entrar nos ductos salivares para tratar a obstrução das glândulas salivares.[9]

BASE BIOLÓGICA

A MIS oferece uma recuperação mais rápida, menos complicações e uma estadia hospitalar mais curta.[2] Um estudo experimental realizado em miniporcos de Yucatan comparou o edema pós-operatório associado à osteotomia vertical do ramo por via transoral com a osteotomia vertical do ramo assistida por endoscopia, utilizando uma pequena incisão submandibular, e concluiu que a abordagem endoscópica resultou num menor edema pós-operatório às 24 horas de pós-operatório.[10] As pequenas incisões com uma manipulação mínima dos tecidos podem permitir uma recuperação mais rápida e um menor desconforto pós-operatório, quando comparadas com as técnicas cirúrgicas tradicionais.

CONFIGURAÇÃO DO EQUIPAMENTO

A torre de endoscopia inclui a câmara, a fonte de luz, o processador de vídeo, o monitor, o acoplador e o endoscópio. As características ópticas incluem o campo de visão: o ângulo traçado desde a ponta do endoscópio rígido até à extremidade do campo. Este ângulo é reduzido em 40% quando utilizado num meio fluido, por oposição ao ar. A direção de visão é o ângulo projetado entre o eixo longo do endoscópio rígido e a linha que passa pelo centro da imagem que está a ser visualizada. O ângulo do endoscópio refere-se normalmente a esta última. Os endoscópios utilizados na região da cabeça e do pescoço são de 0°, 10°, 30°, 45° e 70°. O comprimento focal é a distância, em foco, entre o objeto e a extremidade distal do endoscópio. A cavidade ótica é o espaço onde o endoscópio é inserido para visualizar e operar. Pode ser uma cavidade natural (p. ex., o seio maxilar), gerada (p. ex., o espaço subperiosteal) ou uma combinação de ambas (p. ex., espaço articular insuflado em artroscopia). Os endoscópios normalmente utilizados podem ser classificados em flexíveis, rígidos e semi-rígidos. Os endoscópios flexíveis são utilizados para procedimentos como a endoscopia gastrointestinal e a laringoscopia. Os endoscópios rígidos são utilizados para procedimentos como a artroscopia, a rinoscopia e a cópia dos seios nasais. Os endoscópios semi-rígidos são normalmente utilizados para a endoscopia sialo.

APLICAÇÕES EM CIRURGIA MAXILOFACIAL

O MIS, noutros campos, contribuiu para o armamentário da artroscopia, endoscopia e sialoendoscopia. Os ensinamentos comuns incluem a porta de entrada ou de acesso, a porta de trabalho, a cavidade ótica e os pontos de referência endoscópicos.

Artroscopia da articulação temporomandibular

A artroscopia é utilizada para o diagnóstico e tratamento de várias perturbações da ATM. Os artroscópios são normalmente rígidos e pequenos (1,2-2,4 mm). Um artroscópio de 30° é normalmente utilizado para artroscopia de diagnóstico ou cirúrgica avançada. A cavidade ótica é o espaço articular que é inicialmente insuflado antes da punção e depois mantido através de irrigação.

Existem diferentes níveis de artroscopia de acordo com a Classificação de McCain, descritos como:

- Nível I: Uma artroscopia de punção única na bolsa posterior do espaço articular superior juntamente com uma agulha de saída. Isto permite a lise e a lavagem ou a artrocentese artroscópica, para além do valor diagnóstico da visualização da anatomia da articulação (Fig. 1).

Nível II: Uma artroscopia de dupla punção, em que a cânula artroscópica é inserida na bolsa posterior e a cânula operatória é introduzida no recesso anterior da articulação utilizando a técnica de triangulação. Esta cânula operatória permite efetuar procedimentos operatórios, tais como -

  - o Biópsia sinovial para ajudar no diagnóstico da condição patológica subjacente (Fig. 2).
  - o Lise das aderências sob visualização direta.
  - o Desbridamento das articulações artríticas, ajudando a criar um espaço articular maior e superfícies mais suaves para permitir uma melhor função.
  - o Contractura retrodiscal para reduzir a sinóvia redundante ou tratar a luxação mandibular recorrente devido a hipermobilidade.

- o Deposição direccionada de medicamentos através da cânula operatória para modificação da doença.
- Nível III:
  - o Redução e fixação artroscópica do disco (descoberta), que inclui a miotomia da ligação do pterigoide lateral ao disco deslocado anteriormente, redução do disco, contratura retrodiscal e fixação do disco (Fig. 3).
  - o Desbridamento avançado de Wilkes V e anquilose fibrosa.

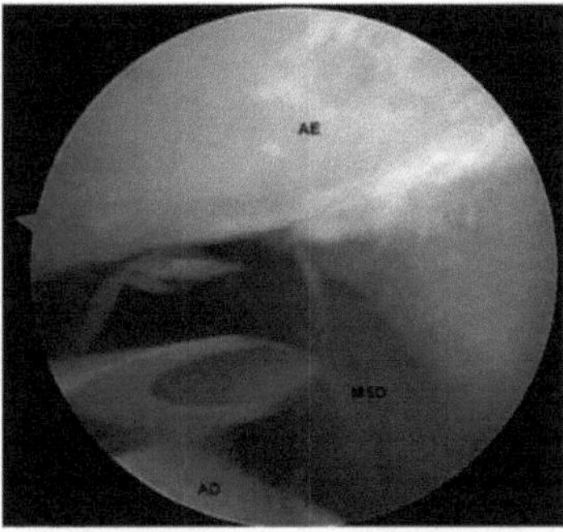

- Fig. 1. Artroscopia de nível I da ATM esquerda. Uma única punção na bolsa posterior da articulação com uma agulha de saída para artrocentese artroscópica. A seta aponta tipicamente para a frente para orientação. Vista artroscópica da eminência articular (EA), da cobertura sinovial medial (MSD) e do disco articular (AD). Observe a condromalácia na EA e a fragmentação do disco.

Fig. 2. Artroscopia nível II da ATM direita. Através da cânula operatória, é utilizada uma pinça de tecido para obter uma amostra da sinóvia medial do recesso anterior do espaço articular superior.

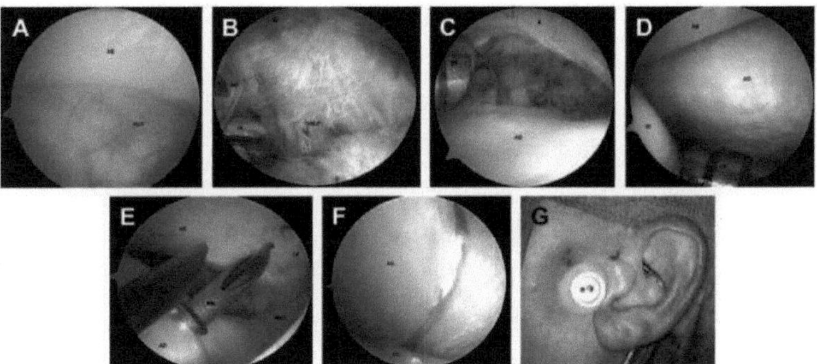

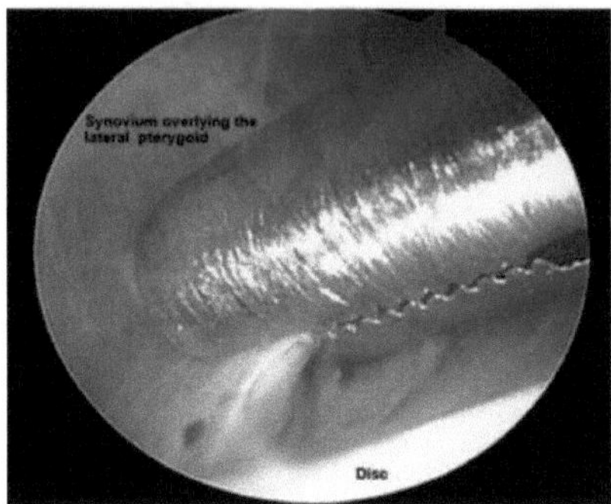

Fig. 3. Descoberta artroscópica de nível III da ATM esquerda; a posição de boca aberta demonstra tecido retro discal (RDT) sob o AE, indicando um disco deslocado anteriormente. Repare na hiperemia do RDT (A). A cânula operatória (CO) é inserida na porção mais anterolateral do recesso anterior, e o laser de hólmio (HL) é utilizado para cortar a fixação do ventre superior do pterigoide lateral (SBLP) ao AD (B). A fotografia ampliada demonstra a separação da sinóvia (S) da AD, que dá acesso ao músculo pterigoide lateral, que foi incisado nesta imagem (C). O OC é utilizado para reduzir o AD de modo a que fique sob o AE. Podem formar-se bolhas de irrigação (IB) durante a artroscopia (D). O RDT foi reduzido posteriormente sob a fossa glenoide (GF). O disco é mantido em redução com o OC, enquanto um meniscus mender (MM) é inserido através da pele para contactar ligeiramente com o côndilo e depois dirigido superiormente através da porção posterolateral do disco; depois, um fio de calibre 28 é passado através dele. Outro MM é inserido diretamente no espaço articular superior e é utilizado um laço para capturar o fio. Os MMs são retirados para deixar as duas extremidades do fio na superfície externa da região pré-auricular (E). O OC é movido acima do fio para manter o disco em redução (F), enquanto o fio é apertado externamente através de um botão (G). O fio e o botão são normalmente deixados no local durante 2 a 3 semanas e depois removidos no consultório.

Cirurgia Maxilofacial Endoscópica

As abordagens tradicionais à região maxilofacial têm sido maximamente invasivas. A introdução da endoscopia permite que o acesso seja mais pequeno e distante da área visada ou através do orifício natural (por exemplo, a boca). A endoscopia oral e maxilofacial tem sido utilizada para aceder à UCR, ao seio maxilar e ao pavimento orbital.

A abordagem mais comum para MIS tem sido a RCU. As incisões intra-orais ou extra-orais colocadas remotamente reduzem o risco de lesão do nervo facial. A taxa de lesão temporária do nervo facial com abordagens abertas padrão foi relatada como sendo de até 17%,17 enquanto pode ser tão baixa quanto 0% e 2,5% a 6,5% com as abordagens endoscópicas extraorais e transorais, respetivamente.[8,18,19] A fraqueza do nervo facial relatada, com esta última, foi a do ramo vestibular, que é menos prejudicial do que as lesões marginais dos ramos mandibular e frontal, devido à inervação cruzada com o ramo zigomático, que pode chegar a 70%.[20] Apesar de incomum, a lesão permanente do nervo facial tem sido relatada com abordagens abertas,[17] enquanto que não tem sido observada com procedimentos endoscópicos.

Os endoscópios são geralmente rígidos, de 30°, e podem variar de 2,7 a 4,0 mm de diâmetro. As abordagens extra-orais requerem uma incisão submandibular de 1,5 cm numa prega natural do pescoço.[8] As abordagens intra-orais incluem uma incisão de aproximadamente 1,5 cm na mucosa sobre o bordo anterior do ramo ascendente.[21] A cavidade ótica é criada com dissecção subperiosteal e retração para permitir a inserção do endoscópio e dos instrumentos. Os pontos de referência para a endoscopia incluem marcações extra-orais na pele e a visualização endoscópica do ângulo e da borda posterior da mandíbula, do ramo ascendente, do colo condilar, da incisura sigmoide e do processo coronoide.

A abordagem transoral tem aplicabilidade para as fracturas subcondilares (Fig. 4), enquanto a abordagem extraoral pode ser utilizada para tudo o que esteja relacionado com a RCU. Os procedimentos que podem ser realizados a partir de uma abordagem extra-oral incluem condilotomia e enxertos costocondrais, cricoidectomia, osteotomia/fixação do ramo vertical, biópsia e fixação interna por redução aberta (ORIF) de fracturas subcondilares. A endoscopia pode ser utilizada para a reconstrução do pavimento orbital trans antral para ajudar a orientar a colocação da placa através das abordagens periorbitais tradicionais.[22]

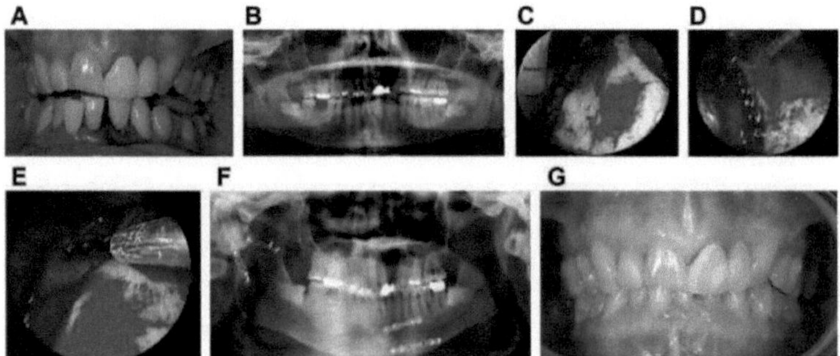

Fig. 4. Reparação assistida por endoscopia transoral de uma fratura subcondilar direita. Um homem de 50 anos sofreu uma fratura do corpo mandibular esquerdo e uma fratura subcondilar direita durante um jogo de basebol. Fotografia da má oclusão (A). A radiografia panorâmica demonstrou a fratura subcondilar direita e a fratura do corpo esquerdo (B). Após fixação maxilomandibular e fixação do corpo esquerdo com duas placas 2.0, foi efectuada uma incisão de osteotomia sagital dividida no lado direito e foi introduzido um endoscópio de 4 mm a 30° para visualizar o ramo mandibular (MR), o processo coronoide (PC), o colo condilar (CN); em seguida, a fratura foi reduzida (C). Foi utilizada uma placa 2.0 para fixar a fratura ao longo do bordo posterior (D). De seguida, foi utilizada uma placa do terço médio da face sob a incisura sigmoide para estabilidade adicional (E). A radiografia pós-operatória mostrou uma restauração adequada da altura da RCU (F). O seguimento de três meses demonstrou uma oclusão pós-operatória estável (G).

A utilização de um endoscópio para visualizar a placa do pavimento orbital facilita a localização do rebordo orbital posterior com menos dissecção dos tecidos orbitais, o que pode levar a menos inchaço e desconforto pós-operatório. Também assegura a estabilidade da placa e o posicionamento correto. Uma abordagem endoscópica trans antral pura também pode ser utilizada para reparar defeitos do pavimento orbital.[23] É utilizado um endoscópio de 0°, 30°, 45° ou 70°. O seio maxilar é uma cavidade ótica natural (Fig. 5).

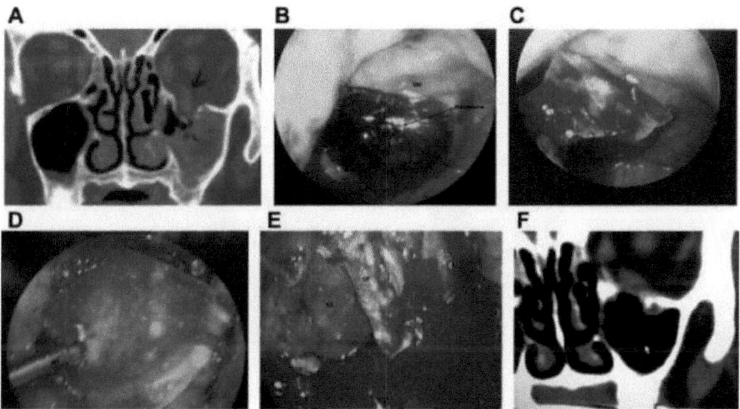

Fig. 5. Reparação endoscópica transantral de uma fratura do pavimento orbital (OF). A tomografia computorizada (TC) coronal mostrou uma fratura do OF esquerdo com herniação do conteúdo orbital (cabeça de seta) *(A)*. Foi efectuada uma incisão Caldwell Luc modificada, seguida de uma antrostomia suficientemente grande para permitir a inserção do implante. A visão endoscópica mostrou uma mucosa sinusal (SM) saudável adjacente a um hematoma com teste de pulso positivo indicando herniação do conteúdo orbital *(B)*. O teto do seio foi desmucosalizado e os fragmentos ósseos soltos foram removidos *(C)*. O conteúdo orbital foi preservado e reduzido superiormente; em seguida, uma lâmina de silastic (SS) foi inserida para reconstruir o OF *(D)*. Uma vez inserido através do OF, o SS desdobrou-se para obter uma reconstrução estável do defeito *(E)*. A tomografia computadorizada pós-operatória mostrou redução adequada do conteúdo orbital *(F)*.

Endoscopia Sialo

O tratamento tradicional da doença obstrutiva das glândulas salivares tem sido a excisão das glândulas submandibulares ou parótidas. Esta abordagem acarreta a morbilidade das incisões faciais, a cicatrização e o risco de complicações como a síndrome de Frey, sialo cele, dormência do nervo grande auricular, fístula salivar ou lesão dos nervos hipoglosso, lingual e facial.[24,25] A sialoendoscopia tornou-se uma alternativa minimamente invasiva.[9] A sialoendoscopia é indicada para o diagnóstico e tratamento cirúrgico de doenças obstrutivas das glândulas salivares (por exemplo, cálculos, incluindo aqueles localizados proximalmente perto do hilo, estenoses e dobras). Apenas 20% das sialoadenites obstrutivas se devem a cálculos,[26] enquanto as outras causas podem ser estenoses, dobras, pólipos, corpos estranhos ou tampões de muco.[2]

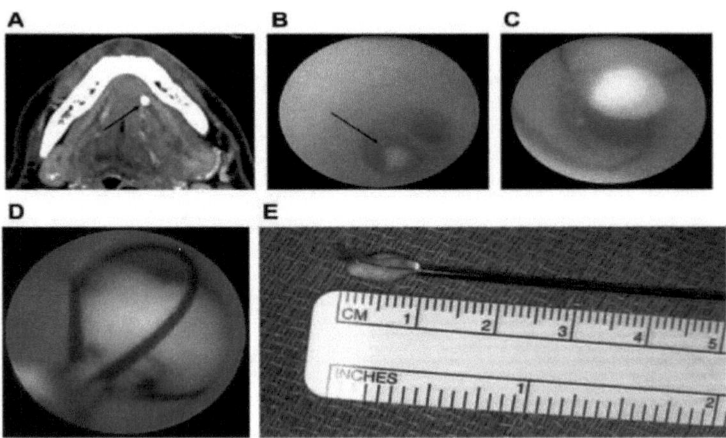

Fig. 6. Sialoendoscopia operatória da glândula submandibular esquerda. Uma tomografia axial do pescoço mostrou um cálculo de aproximadamente 6 × 5 mm no ducto submandibular esquerdo (cabeça de seta) *(A)*. O orifício do ducto foi dilatado até a inserção de um sialoscópio de 1,6 mm e 10°, e o cálculo foi visualizado proximalmente no hilo (cabeça de seta) *(B)*. Em seguida, um cesto foi passado através do canal operatório do sialoscópio proximal ao cálculo e aberto (Q. Um exemplo de como o cesto é suavemente fechado para capturar o cálculo sem fragmentação *(D)*. Em seguida, o sialoscópio e o cesto foram retirados simultaneamente. Vistas ex vivo de um cálculo preso ao cesto e ao sialoscópio *(E)*.

Os endoscópios utilizados para a sialoendoscopia são normalmente semi-rígidos com um ângulo de 0° a 10°. O tamanho do endoscópio pode variar entre 0,9 e 1,6 mm. Os endoscópios maiores podem permitir a sialoendoscopia operatória e a instrumentação com cestos que são utilizados para remover cálculos, pinças que podem remover detritos e lasers que podem quebrar cálculos maiores. O orifício natural do ducto é utilizado para o acesso. A cavidade ótica é o próprio ducto, que é insuflado por irrigação. O procedimento pode ser efectuado sob anestesia local ou geral, começando com um exame para verificar se existem cálculos, fluxo salivar ou secreção purulenta. Posteriormente, é efectuada uma dilatação sequencial do canal, dependendo do tamanho do endoscópio utilizado. O endoscópio é inserido e avançado proximalmente. Assim que um cálculo é localizado e removido, o sistema ductal é reexaminado para detetar cálculos secundários (Fig. 6). O sistema ductal, na ausência de um sialólito, é examinado quanto a dobras, estenoses ou outras causas de obstrução o mais proximalmente possível para além do hilo. À medida que o mundo moderno se torna impulsionado pela tecnologia, os cirurgiões devem alargar o seu interesse e manter-se a par de tais avanços para desenvolver ainda mais a especialidade. As inovações futuras e a investigação adicional têm o potencial de expandir ainda mais a aplicação clínica de técnicas minimamente invasivas na cirurgia oral e maxilofacial.

LASERS EM CIRURGIA ORAL E MAXILOFACIAL

INTRODUÇÃO

A primeira demonstração bem sucedida do laser foi efectuada por Maiman em 1960, que também previu que uma das suas utilizações seria na ciência médica[10] . Décadas após a primeira utilização médica na cavidade oral e na face, os lasers não são apenas uma ferramenta adjuvante, sendo atualmente parte integrante do armamento de um cirurgião oral e maxilofacial (OMS). Embora o laser de CO2 tenha sido o instrumento de trabalho tradicional para um OMS, os avanços nas capacidades dos lasers de CO2, bem como o desenvolvimento de outros tipos de lasers, ajudaram a aumentar a sua utilidade. O aumento da utilização de lasers, por sua vez, criou mais provas da sua eficácia e do seu registo de segurança. A utilização de lasers não só acrescentou vantagens aos procedimentos convencionais de OMS, em oposição a um bisturi, como também deu origem a novos procedimentos, que não eram possíveis com ferramentas convencionais de corte de tecidos.

Física do laser

Os lasers modernos são simples de utilizar, mas a falta de conhecimentos sobre a física dos lasers, a formação inadequada e a precaução no manuseamento dos lasers podem dar origem a potenciais resultados adversos e complicações indesejadas. O termo "laser" significa amplificação da luz por emissão estimulada de radiação e foi utilizado pela primeira vez por Gordon Gould em 1957. O laser, ao contrário de uma fonte de luz normal, é composto por feixes monocromáticos, coerentes e colimados que, quando atingem um alvo adequado, criam efeitos fotoacústicos, fotoquímicos, fotoablativos e fototérmicos. A energia da luz laser pode sofrer absorção, refecção, transmissão e dispersão com base nas propriedades ópticas do tecido ou matéria alvo. Para os cirurgiões, a ação mais desejável é a absorção no tecido, o que cria o resultado fototérmico previsível de coagulação e depois vaporização dos tecidos.[11] O componente básico de uma unidade laser inclui uma "cavidade laser" onde o feixe laser é produzido através do fenómeno de emissão estimulada, tal como postulado por Albert Einstein. A cavidade laser é composta por um meio ativo, uma fonte de excitação que funciona como mecanismo de bombagem e um ressoador ótico. O meio ativo é a substância química (gás/líquido/sólido) que dá nome ao tipo de laser e é o material que sofre a emissão estimulada. Os fotões de energia produzidos são colimados e amplificados para produzir o feixe de laser, que é então entregue aos tecidos-alvo através de um mecanismo de entrega adequado, quer seja um sistema de fibra ótica flexível, guias de onda ocas semi-flexíveis ou braços espelhados articulados (Fig.1 a-b). As lentes focam o feixe de laser ativo para criar um "ponto focal", o ponto em que a energia é condensada na área mais pequena para criar o efeito máximo. Alguns sistemas de laser de fibra ótica utilizam um cristal de quartzo ou de safira na ponta da fibra para permitir que o feixe seja absorvido por este cristal e permitir o contacto com os tecidos na ponta da fibra, enquanto outros são utilizados num modo sem contacto. Um feixe de laser é um feixe de radiação electromagnética, que pode situar-se em qualquer ponto do espetro da luz visível ou invisível. Os lasers de Nd: YAG, CO2 e érbio situam-se no espetro invisível do infravermelho; por conseguinte, são frequentemente acompanhados por um feixe de orientação visível, que ajuda o cirurgião a conhecer o ponto nos tecidos em que o feixe laser atinge os tecidos-alvo. Os feixes de orientação podem ser outro laser de baixa potência ou uma fonte de luz normal.[11] Os factores relacionados com a utilização de lasers que estão sob o controlo do cirurgião incluem o tamanho do ponto, a potência e o tempo no alvo. O tamanho do ponto do laser é a largura do feixe de laser no alvo. No ponto focal, a energia máxima é concentrada para produzir o menor tamanho de ponto ou a incisão mais fina possível, mas com a maior profundidade. Quando a ponta do sistema de aplicação do laser é afastada dos tecidos, o feixe de laser diverge, provocando uma maior dimensão do ponto e a energia é então distribuída por uma área maior, diminuindo a profundidade associada.[12]

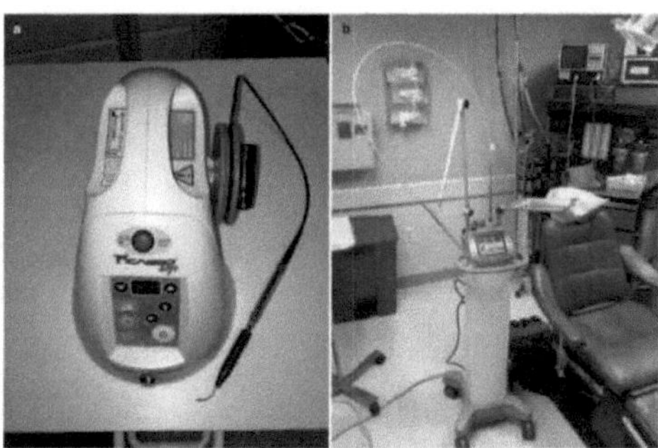

Fig.1 (a) Laser de fibra ótica. (b) Laser de guia de onda oco

Os modos de emissão do laser e a velocidade da mão do cirurgião podem afetar o aumento da temperatura e o efeito nos tecidos. Os lasers podem ser emitidos em modo de "onda contínua" ou em "modo pulsado". Os lasers utilizados em modo pulsado permitem que os tecidos arrefeçam antes de se iniciar o impulso seguinte de radiação laser, ao passo que o laser de modo de onda contínua tem de ser parado manualmente para permitir que os tecidos arrefeçam. O tempo entre impulsos pode ajudar a evitar efeitos térmicos nos tecidos circundantes ou um efeito térmico excessivo nos tecidos alvo. Os lasers com modo de emissão pulsado podem ser de dois tipos: "pulsado fechado" ou "pulsado verdadeiro". Os lasers com pulsação verdadeira são pulsados por um mecanismo no interior da cavidade do laser, enquanto os lasers com pulsação fechada têm um mecanismo semelhante a um obturador fora da cavidade do laser.[11]

AVANÇOS NOS LASERS

Os lasers têm vantagens óbvias, que os tornam superiores às ferramentas de corte convencionais. A capacidade de proporcionar uma melhor hemostase é uma grande vantagem para os cirurgiões manterem a visibilidade e reduzirem a perda de sangue. Uma vez que o tamanho do ponto, a potência e o tempo no alvo são regulados pelo cirurgião, os lasers permitem um melhor controlo das alterações tecidulares pretendidas, o que aumenta a precisão da cirurgia. Uma maior precisão da profundidade dos danos nos tecidos, juntamente com um menor número de miofibroblastos nas feridas provocadas pelo laser, em comparação com as feridas provocadas pelo bisturi, permite uma melhor cicatrização dos tecidos e uma diminuição das cicatrizes. Presume-se que as vantagens mencionadas diminuam a dor pós-operatória com a utilização de lasers, embora a fisiopatologia deste efeito não seja bem compreendida.

DESVANTAGENS DOS LASERS

Apesar das várias vantagens dos lasers na cirurgia, o profissional deve certificar-se de que os benefícios superam os riscos e as desvantagens. Os lasers para tecidos duros, como o Er: YAG e o Er:CR:YSGG, não têm a mesma velocidade de corte de ossos ou dentes que as ferramentas convencionais, como brocas ou serras. A cicatrização dos tecidos moles após uma incisão ou excisão assistida por laser é mais lenta (embora com cicatrizes reduzidas) do que a cicatrização dos tecidos com bisturis. A curva de aprendizagem associada e os custos do equipamento laser contribuem para os inconvenientes da utilização de lasers.

SELECÇÃO DE LASERS

O tipo de laser a utilizar baseia-se nas características físicas do laser, na interação com os tecidos alvo e nos objectivos do procedimento. Por exemplo, a excelente afinidade do laser de CO_2 com a água, que é o principal componente dos tecidos moles, torna-o o laser mais utilizado para aplicações cirúrgicas em tecidos moles. O laser de CO_2 mais utilizado é o de comprimento de onda de 10.600 nm, embora existam variantes de 9600 nm e outros comprimentos de onda deste laser. O laser de CO_2 é atualmente o laser mais utilizado para a maioria dos procedimentos intra-orais e extra-orais de tecidos moles. A energia absorvida provoca a vaporização do fluido intracelular, causando a vaporização do tecido, enquanto a condução lateral do calor provoca a contração do colagénio e o fecho dos vasos sanguíneos com cerca de 500 µ ou menos de diâmetro. Os lasers de CO_2 de alta potência são geralmente aplicados através de braços articulados, mas os novos sistemas de guia de ondas ocas adequados para utilização em consultório proporcionam uma maior acessibilidade intra-oral, para além da sua facilidade de utilização.[13,14] O laser Holmium:YAG é gerado a um comprimento de onda de 2100 nm, o que lhe permite ser administrado em modo de contacto através de um cabo de fibra ótica e demonstra muito pouca absorção de água, mas é bem absorvido por outros componentes dos tecidos.

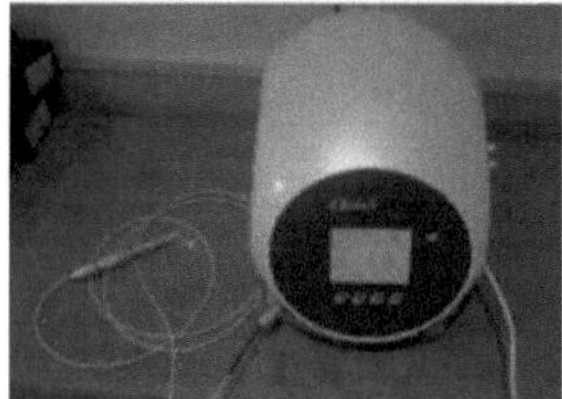

Fig.2 Laser de díodo

Os lasers de díodo com comprimentos de onda entre 805 e 980 nm são compactos, baratos e fáceis de utilizar em procedimentos de OMS (Fig.2). Podem ser utilizados em modo contínuo ou de impulsos com peças de mão com ou sem contacto. No entanto, estes comprimentos de onda não são bem absorvidos pelos tecidos moles (embora os tecidos pigmentados sejam os que mais os absorvem), pelo que a utilização deste comprimento de onda do laser conduziria a efeitos muito limitados nos tecidos superficiais e a uma penetração muito profunda, mal controlada e indesejável nos tecidos. Este problema é contornado através da utilização de um material na ponta da fibra que absorve estes comprimentos de onda (material pigmentado, como papel de tinta, ou um material de cristal adequado) e cria uma ponta térmica em brasa, que é depois utilizada na cirurgia. O comprimento de onda do laser produzido não é efetivamente utilizado para cirurgia; é apenas absorvido pela ponta da fibra para produzir essencialmente uma cauterização térmica. Embora os díodos sejam baratos e fáceis de utilizar devido à sua ponta de contacto de fibra ótica, este efeito de cauterização térmica, em vez da utilização do feixe de laser real, é muito ineficaz para a cirurgia e limita seriamente a sua utilização pela OMS.[15]

APLICAÇÃO DE LASERS

Cirurgia estética facial: A utilização de lasers na cirurgia estética alterou significativamente estes procedimentos ao longo dos anos. As vantagens dos lasers descritas anteriormente, incluindo a capacidade de os lasers afectarem apenas as camadas superficiais da pele com um controlo preciso da profundidade, acabaram por ser a sua principal vantagem. Os lasers na cirurgia estética facial podem ser utilizados tanto para procedimentos incisionais como para procedimentos de ablação com base na indicação.[16] Os lasers utilizados para o resurfacing da pele a laser (remoção de rugas superficiais da pele do rosto) são um exemplo de procedimento de ablação ou vaporização. Nos procedimentos de resurfacing da pele, as camadas superficiais da epiderme e da derme papilar são removidas, deixando para trás a camada reticular da derme com as suas estruturas anexas. Esta camada, se estiver intacta, fornece células epiteliais que são necessárias para uma rápida reepitelização da pele de uma forma uniforme. Ao contrário dos peelings químicos ou da dermoabrasão, os lasers oferecem um controlo mais preciso da profundidade, o que é crucial para uma cicatrização uniforme e melhores resultados. O CO2 e o Er:YAG são os lasers mais utilizados para o resurfacing da pele, embora as recentes melhorias na forma como o CO2 é utilizado para melhorar os resultados com um menor tempo de cicatrização pós-operatória tenham diminuído drasticamente a utilização do Er:YAG. Embora o laser de CO2 seja o mais utilizado e mais eficaz, pode estar associado a eritema a longo prazo e a um maior risco de cicatrizes se a exposição for demasiado profunda. No resurfacing da pele, ao contrário da ablação da patologia da mucosa intra-oral, as passagens do laser não devem ser sobrepostas para evitar a ablação excessiva de tecido (Fig. 39.8). Podem ser utilizadas peças de mão geradoras de padrões computorizados (CPG), que criam automaticamente um padrão uniforme de cobertura na pele (Fig. 3a, b)

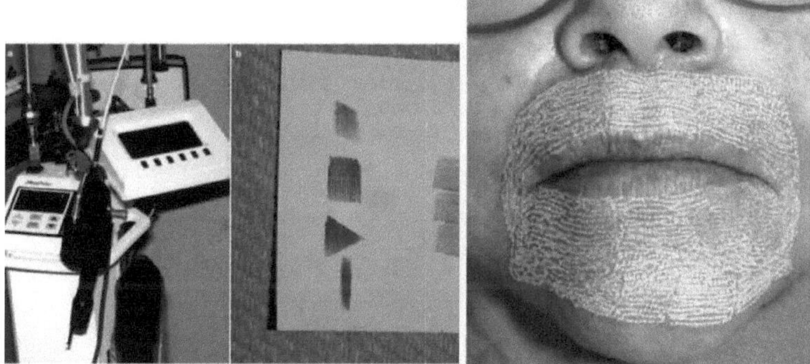

Fig.3(a) Gerador de padrões computorizado (CPG) para resurfacing cutâneo a laser. (b) Padrões opcionais para o GPC. (c) Rejuvenescimento cosmético a laser da pele do rosto.

Na blefaroplastia: - O laser de CO_2 pode ser utilizado para efetuar uma incisão transconjuntival na pálpebra inferior, bem como a incisão na pele para a blefaroplastia da pálpebra superior. A utilização do laser para excisar o músculo ou a gordura com uma excelente hemostase permite uma excelente visualização e controlo dos tecidos (Fig.4). Além disso, a frenectomia a laser é efectuada com laser de CO_2 (Fig. 5 a e b).

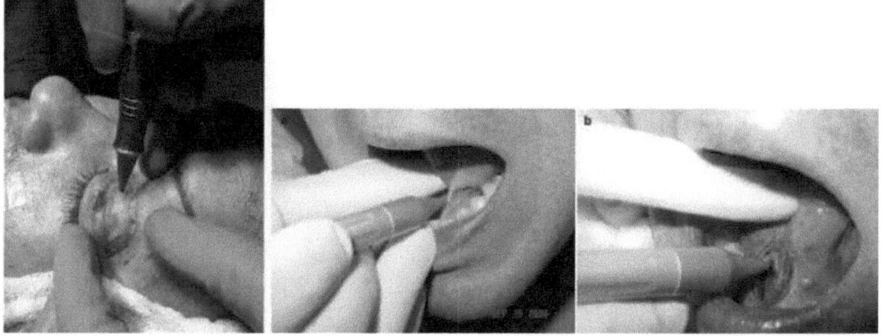

Fig.4 Blefaroplastia a laser Fig.5 (a) Frenectomia a laser com laser de CO_2. (b) Após frenectomia a laser.

Nas técnicas endoscópicas: - *Nas* técnicas de elevação da sobrancelha, os lasers são passados através de cabos de fibra ótica flexíveis ou através de extensões de guia de ondas ocas de pequeno diâmetro para serem utilizados em incisões efectuadas dentro da cavidade ótica. A vantagem da utilização de lasers em procedimentos endoscópicos é proporcionar incisões precisas com excelente hemostase, o que ajuda a uma melhor visualização. O laser é utilizado para incisar o periósteo e/ou os anexos musculares. O laser de CO2 é um laser comummente utilizado para este fim.

Cirurgia da articulação temporomandibular (ATM):

As cirurgias artroscópicas da ATM provaram ser procedimentos eficazes, minimamente invasivos e eficientes para tratar e gerir vários aspectos das perturbações da articulação temporomandibular. A cirurgia artroscópica utiliza vários instrumentos de corte modificados, que são passados através de um trocarte estreito para poder libertar as fixações do disco, remover tecidos inflamados redundantes e/ou efetuar biopsias sinoviais. Estes instrumentos de corte convencionais são difíceis de manobrar, aumentam o risco de hemorragia, o que cria um campo visual deficiente e um maior risco de complicações. A utilização de lasers administrados através de cabos de fibra ótica de diâmetro estreito acrescenta vantagens em termos de manobrabilidade, o que facilita a varredura através da ATM de pequenas dimensões e a realização de incisões e ablações precisas com melhor hemostase num modo sem contacto. Devido à sua elevada absorção de água, os lasers de CO2 e Er:YAG não podem ser utilizados para este fim. O Ho:YAG é o laser habitualmente utilizado para efeitos de artroscopia da ATM. Com baixa absorção de água, é menos afetado pela presença de fluidos sinoviais e de lavagem, enquanto a baixa penetração (~0,5 mm) diminui o risco de danos nos tecidos adjacentes. Outros procedimentos na ATM, como o reposicionamento e a remoção do disco, foram descritos com o uso de técnicas artroscópicas e assistência de laser com sucesso significativo.[17] (Fig. 6).

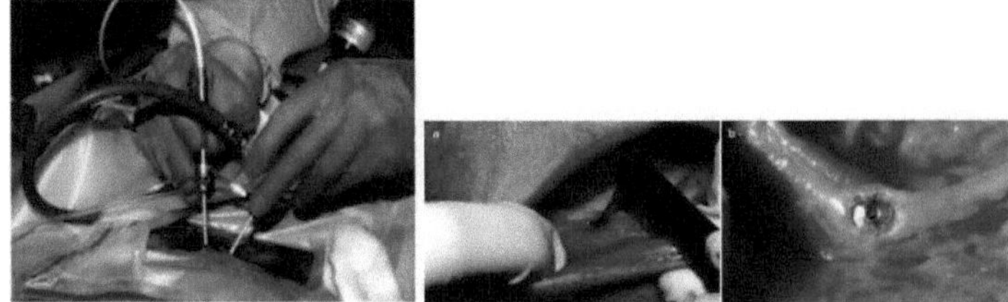

Fig.6 Artroscopia da articulação temporomandibular com Holmium YAG laser Fig.7 (a, b) Descoberta de implantes com laser de CO2

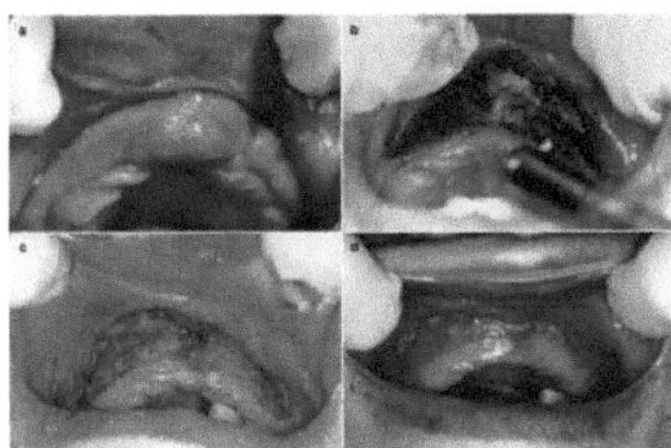

Fig.8 (a) Epulis fissuratum da maxila. (b) Excisão do epulis com laser de CO2. (c, d) A dissecção supra-periosteal permitiu a cicatrização secundária.

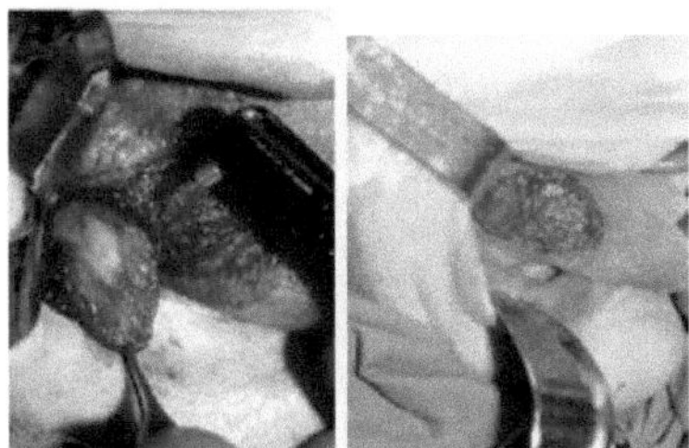

Fig.9 (a) Um pequeno cancro da língua para excisão da lesão com laser de CO2. (b) Lesão excisada e deixada a cicatrizar sem fechar.

CIRURGIA DE NAVEGAÇÃO ASSISTIDA POR COMPUTADOR EM CIRURGIA ORAL E MAXILOFACIAL

INTRODUÇÃO

A anatomia da região oral e facial é complexa, com muitos órgãos e estruturas vitais, incluindo uma intrincada rede de vasos sanguíneos e nervos, bem como o cérebro, os olhos, o nariz e os dentes vitais. A radiografia simples pode ser utilizada para rastreio devido à sua simplicidade, mas não consegue caraterizar as relações anatómicas detalhadas. Atualmente, o diagnóstico por imagem deve ser realizado com tomografia computorizada (TC) e/ou ressonância magnética (RM) antes da cirurgia para caraterizar a área cirúrgica e as estruturas anatómicas circundantes. Os recentes desenvolvimentos na tecnologia de imagiologia permitiram o rápido processamento e visualização de quantidades significativas de dados provenientes de uma variedade de modalidades de imagiologia digital. Foram estabelecidos pré-requisitos para a visualização tridimensional (3D), bem como programas para o planeamento 3D assistido por computador de procedimentos cirúrgicos, e estas fontes de imagem estão agora disponíveis para ajudar o cirurgião no bloco operatório.[18] Atualmente, os cirurgiões podem utilizar software de desenho assistido por computador e de modelação assistida por computador (CAD/CAM) para ajudar no planeamento e execução de procedimentos cirúrgicos maxilofaciais complexos.[18] O software CAD/CAM permite ao médico importar dados de TC bidimensionais (2D) em formato DICOM (Digital Imaging and Communications in Medicine) para uma estação de trabalho informática e criar representações 3D precisas do esqueleto facial e dos tecidos moles relacionados. Os dados podem então ser utilizados para imprimir um modelo estereolitográfico (STL) ou para a manipulação virtual do modelo 3D gerado através da segmentação, refecção (espelhamento), inserção ou reposicionamento de objetos 3D para planeamento do tratamento.[18]

Não só são úteis para a visualização e o planeamento, como também para fornecer apoio háptico ao cirurgião, permitindo-lhe obter um excelente feedback tátil durante a cirurgia virtual. Também se revelam muito úteis na criação de um fluxo de trabalho mais previsível para a intervenção cirúrgica pretendida. Infelizmente, não existe um método de previsão único em que o plano cirúrgico, tal como realizado no modelo, possa ser transferido diretamente para o doente. O planeamento pré-cirúrgico assistido por computador envolve a simulação cirúrgica pré-operatória utilizando imagens ou modelos 3D físicos ou virtuais, e ajuda o cirurgião a apreciar a anatomia esquelética subjacente de uma forma mais precisa. A aplicação de simulações cirúrgicas pré-operatórias está a ser utilizada no domínio da implantologia dentária para determinar as posições e tamanhos adequados dos implantes, bem como para avaliar e planear o aumento ósseo, quando necessário, e no domínio da cirurgia ortognática para avaliar a quantidade e a direção do movimento dos maxilares.

O processo de navegação intra-operatória foi desenvolvido para melhorar a sequência "cirurgia de diagnóstico-planeamento cirúrgico", permitindo aos cirurgiões visualizar com precisão as posições dos instrumentos e guias cirúrgicos em tempo real num ecrã de dados de TC e/ou RM do paciente. Os sistemas de navegação intra-operatória integram as imagens de diagnóstico com o campo cirúrgico real, permitindo a visualização simultânea do local da cirurgia e da imagem análoga, com a ajuda de um sensor que permite um acesso e uma manipulação mais precisos das áreas com anatomia sensível. Estes sistemas de navegação evoluíram muito para minimizar a invasão e melhorar a precisão. O desenvolvimento da cirurgia de navegação intra-operatória permitiu melhorar a execução e a previsibilidade para uma maior precisão durante a cirurgia oral-maxilofacial. Esta secção apresenta uma visão geral dos sistemas de navegação atualmente disponíveis e das suas aplicações, centrando-se na utilidade clínica e nas soluções que oferecem para problemas e desafios no domínio da cirurgia oral e maxilofacial.

Tecnologia de navegação médica

A "cirurgia assistida por navegação" é um termo abrangente e pode ser interpretado de várias formas. Para além destas questões, a cirurgia assistida por navegação pode também ser utilizada como um "centro de informação" para fornecer aos cirurgiões informação precisa e eficazmente recuperável. Os sistemas de navegação utilizados em cirurgia são muito semelhantes a um sistema de posicionamento global (GPS), como é comum encontrar-se nos automóveis. Os sistemas de navegação intra-operatória foram inicialmente desenvolvidos para serem utilizados em neurocirurgia, mas são agora utilizados com frequência na cirurgia da região craniomaxilofacial devido à sua elevada precisão e fiabilidade.[18,19]

Isto é representado de forma mais útil por três questões: "Onde está o alvo anatómico no nosso doente", "Como podemos atingir o nosso alvo de forma segura para o nosso doente?" e "Qual é a nossa localização anatómica atual?". É composto por três componentes principais: (1) um localizador, que é análogo a um satélite; (2) uma sonda "portátil", que corresponde às ondas de trajeto emitidas pela unidade GPS; e (3) os dados da TAC do doente, que são análogos a um mapa de estradas.

Técnicas de registo

O registo é a tarefa de obter a matriz de transformação mútua, calculando a relação entre as coordenadas do espaço real do doente e as coordenadas da imagem médica. Por outras palavras, este procedimento envolve o alinhamento do doente e da imagem, e é o processo mais importante quando se realiza a navegação cirúrgica. Na técnica baseada em marcadores, o registo requer a colocação de marcadores identificáveis nas imagens pré-operatórias que possam ser facilmente detectados no doente durante a cirurgia. Estes marcadores incluem talas dentárias, marcadores de referência adesivos na pele e parafusos implantados no osso. Em contraste, a técnica sem marcadores baseia-se na anatomia regional do doente. Isto pode ser realizado através do registo de estruturas ósseas ou de tecidos moles facilmente identificáveis nos exames pré-operatórios do doente. Outra técnica de registo sem marcadores é a digitalização de superfícies a laser, que é utilizada para fazer corresponder pontos aleatórios na superfície da pele facial a pontos correspondentes em imagens de TC ou RM. Mais recentemente, foram utilizados métodos de combinação de registo híbrido que combinam o registo de pontos e o registo de superfícies. As técnicas de registo são categorizadas em dois tipos principais: (1) baseadas em marcadores e (2) sem marcadores (Fig. 41.3).

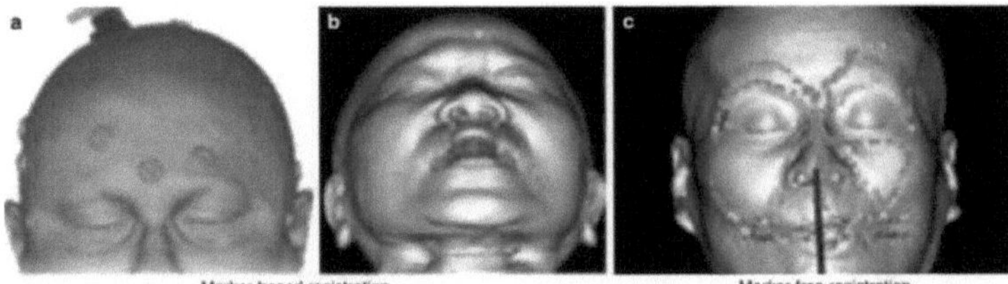

Fig.1 As técnicas de registo para a preparação da navegação podem ser categorizadas em dois grupos principais: baseadas em marcadores e sem marcadores. O registo baseado em

marcadores requer marcadores que sejam visíveis nas imagens pré-operatórias e que sejam facilmente detectáveis no doente durante o procedimento, tais como (a) marcadores de referência adesivos cutâneos ou (b) uma tala dentária de referência (c) O registo sem marcadores baseia-se na anatomia craniomaxilofacial do doente. A digitalização de superfícies a laser é aplicada numa técnica distinta de registo sem marcadores, em que os pontos aleatórios na superfície da pele facial são associados a pontos correspondentes nos tecidos moles em imagens de tomografia computorizada/ressonância magnética (TC/RM) pré-operatórias.

Aplicação à cirurgia oral e maxilofacial

Aplicação à maxila e à face média - A utilização de sistemas de navegação melhora significativamente o grau de precisão e exatidão intra-operatória que pode ser transferido de forma previsível das fases de planeamento para a cirurgia real. No entanto, a precisão da navegação é limitada pelo tipo de sistema utilizado, pelo método de obtenção de dados de imagiologia e pela sincronização intra-operatória dos dados de imagiologia com a posição real do doente. Os sistemas atualmente utilizados para a cirurgia da maxila e da face média são relativamente fiáveis, uma vez que a maioria foi modificada a partir dos seus equivalentes neurocirúrgicos. Uma vez que o maxilar e o terço médio da face são imóveis, ao contrário da mandíbula, a posição do crânio relativamente à referência é estável e o procedimento de registo reflecte diretamente este facto. Portanto, a cirurgia assistida por navegação é a melhor opção para o maxilar e o terço médio da face.

Aplicação à mandíbula - A utilização de sistemas de navegação não está atualmente aprovada para cirurgia mandibular. Isto deve-se ao facto de a mandíbula se mover na sua articulação, o que faz com que o registo não se reflicta com precisão na navegação da mandíbula. No entanto, pode ser possível se a posição da mandíbula for mantida idêntica à sua posição intra-operatória durante a aquisição de imagens. Atualmente, existem soluções para a aplicação de sistemas de navegação na cirurgia mandibular. Uma dessas opções é a utilização de uma estrutura de referência dinâmica montada na mandíbula que permite o seguimento contínuo do movimento mandibular durante a cirurgia. Este método utiliza uma estrutura de sensores e marcadores suportados pela mandíbula/dentes para o seguimento direto da mandíbula durante a cirurgia. Isto permite o movimento intra-operatório livre da mandíbula. A segunda opção é manter uma posição de intercuspidação imóvel, como a utilização de uma fixação maxilomandibular para manter a sincronização intra-operatória.[20] Infelizmente, isto é impossível de conseguir na maioria dos procedimentos intra-orais. Por isso, foi desenvolvida uma terceira estratégia, na qual a mandíbula é colocada numa posição reproduzível contra a maxila, usando uma tala oclusal. Este método parece não produzir nenhum erro adicional.

Application for Oral-Maxillofacial Trauma - A cirurgia baseada em computador é uma abordagem rapidamente emergente utilizada em algumas disciplinas cirúrgicas e pode ser utilizada como uma ferramenta de investigação e para melhorar os cuidados de saúde. Foi demonstrado que a cirurgia baseada em computador, em combinação com a utilização de um sistema de navegação, reduz o tempo total de operação em áreas anatómicas complexas, como a cirurgia de trauma maxilofacial (por exemplo, cirurgia de reconstrução de trauma orbital), tornando a cirurgia mais fiável. A utilização de modelos 3D baseados em CAS é adequada para a preparação pré-operatória de material de reconstrução para defeitos ósseos causados por traumatismos. Por outro lado, a cirurgia de navegação é mais adequada para a avaliação anatómica intra-operatória.[21] Ao combinar estas técnicas, é possível efetuar uma cirurgia invasiva mais segura. O traumatismo maxilofacial pode ser um indicador importante que sugere a utilização de sistemas de navegação (Figs.2, 3, 4 e 5).

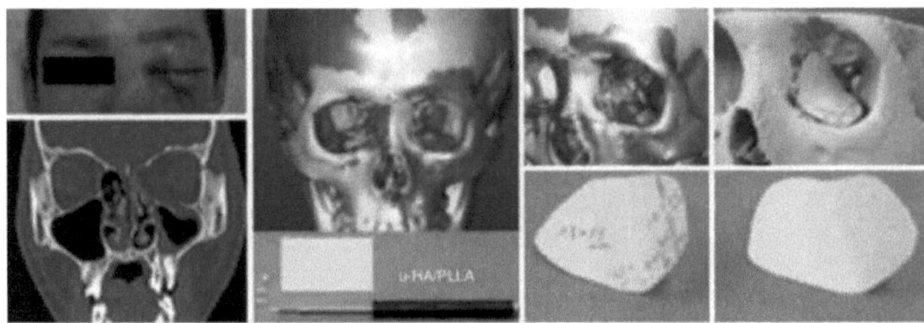

Fig.2 Homem de 17 anos submetido a uma reconstrução de uma grande fratura orbital do pavimento orbital à fratura orbital medial. Os cirurgiões começaram por criar um modelo tridimensional que foi espelhado pelo CAS e determinaram o ângulo e a forma do material de reconstrução utilizando materiais bioactivos/bioresorvíveis de terceira geração, o sistema SuperFIXORB-MX® (OsteotransMS®); TEIJIN Medical Technologies Co., Ltd, Osaka, Japão, de acordo com a forma das órbitas a reconstruir.

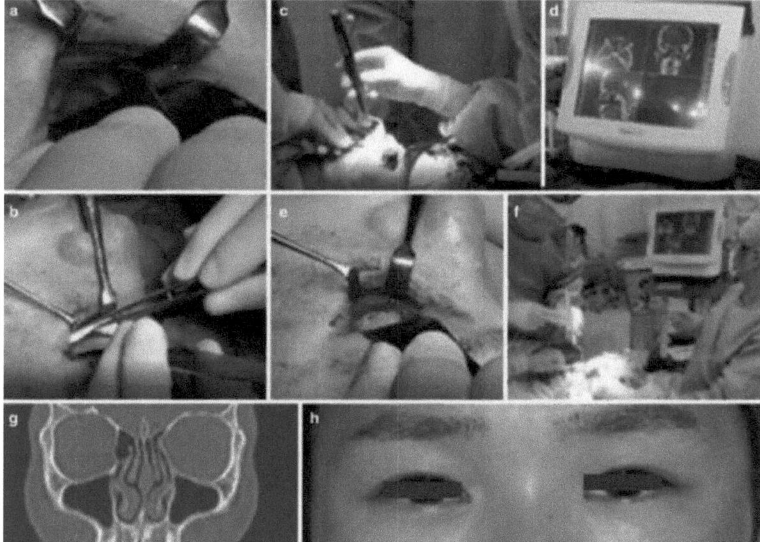

Fig. 3 (a-h) Um homem de 17 anos submetido a uma reconstrução de uma grande fratura orbital do pavimento orbital à fratura orbital medial. A navegação determinará a forma anatómica intra-operatória exacta. O material de reconstrução antes da CAS foi posicionado no local da reconstrução. Em seguida, confirmámos a posição exacta do material de reconstrução e reconstruímos a forma orbital utilizando o sistema de navegação.

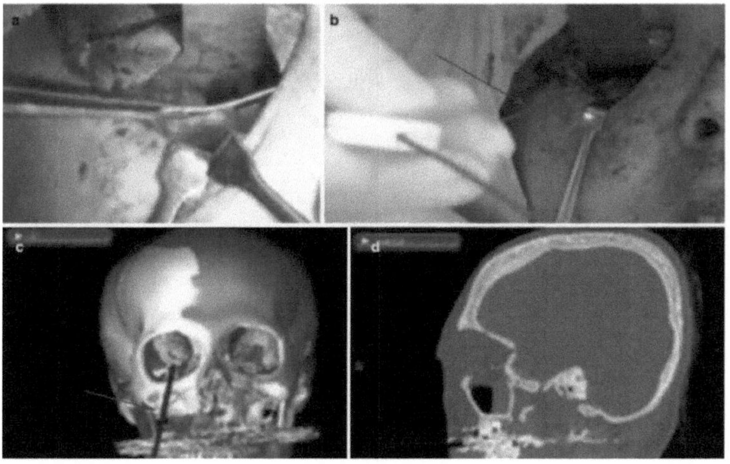

Fig. 4 (a) A placa de malha bioreabsorvível foi posicionada para suportar o globo orbital. (b) O local reconstruído foi confirmado como correspondendo à imagem espelhada utilizando um ponteiro de ponta com um sistema de navegação. (c) Captura de ecrã do sistema de navegação intra-operatório mostrando uma vista multiplanar da posição da sonda de navegação do cirurgião em relação à região do defeito do pavimento orbital no momento da localização. (d) Mostra a imagem do plano de reconstrução, criada usando a técnica de espelhamento.

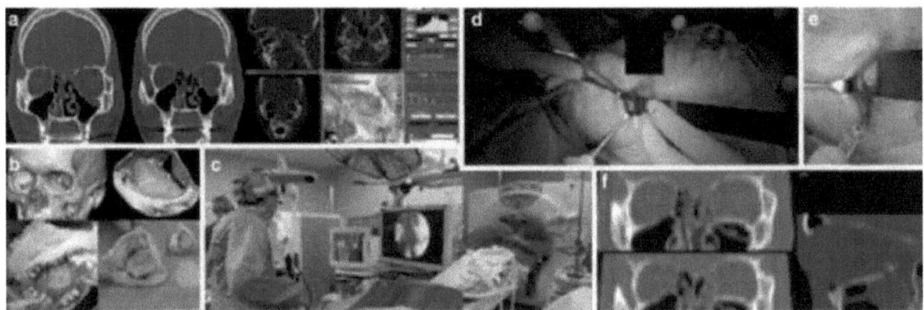

Fig. 5 (a, b) Um homem de 33 anos submetido a um tratamento aberto de fracturas naso-órbito-etmoidais (NOE) e maxilares, incluindo a reconstrução de uma grande fratura do pavimento orbital para as paredes orbitais mediais. Nós, cirurgiões maxilofaciais, começámos por criar um modelo tridimensional (3D) preciso do sulco pré-orbital ao orbital, que foi espelhado por simulação assistida por computador, e determinámos a forma anatómica de reconstrução do osso autógeno colhido da calvária utilizando Piezo surgery® de acordo com a forma 3D das órbitas a reconstruir

(produzido por Yasojima Proceed Co., Ltd. Osaka, Japão). A navegação determinará a forma anatómica 3D intra-operatória exacta. (c) A parede orbital medial profunda fracturada foi reduzida com precisão através de uma cirurgia guiada por navegação assistida por endoscopia por cirurgiões de otorrinolaringologia, cabeça e pescoço. (d, e) Em seguida, reconstruímos o pavimento da órbita grande e confirmámos a posição exacta do osso calvário autógeno para uma reconstrução precisa da órbita utilizando o sistema de navegação, seguida de fixação com parafusos de titânio. (f) A utilização de TC intra-operatória na sala de operações híbrida pode fornecer rapidamente dados de TC durante a cirurgia para a confirmação final em 3D de casos complexos de reconstrução orbital. A cirurgia de traumatismo orbital e médio-facial unilateral também pode ser um indicador, e é normalmente tratada com redução aberta e fixação com assistência de navegação. Os maiores tamanhos de amostra para a cirurgia de navegação foram encontrados no campo do trauma craniomaxilofacial, oferecendo resultados positivos significativos para o tratamento de fracturas orbitais através de cirurgia assistida por navegação. O trauma médio-facial, e particularmente o trauma médio-facial unilateral, foi o exemplo mais comum de trauma maxilofacial disponível na literatura. Alguns destes relatos descrevem o tratamento de pacientes com fracturas zigomáticas tardias que requerem osteotomias para reposicionar os ossos anormalmente cicatrizados. Isto resulta numa complexidade acrescida para o cirurgião devido à falta de pontos de referência anatómicos conhecidos. He et al. apresentaram um protocolo para a criação de pontos de referência artificiais na superfície do zigoma. A técnica envolveu a realização do registo com esferas reflectoras de luz, rigidamente fixas, colocadas no crânio do doente. A digitalização subsequente da superfície dos tecidos moles foi efectuada utilizando um ponteiro laser para completar o processo. Outra faceta desafiante da cirurgia oral e maxilofacial é a gestão de fracturas orbitais. Isto pode revelar-se exigente mesmo para os cirurgiões mais experientes. A literatura indica que a navegação intra-operatória é uma ferramenta muito útil na reconstrução orbital pós-traumática. Outra tendência crescente é a utilização de implantes específicos do doente (PSIs). Uma literatura publicada recentemente também discute a utilização de PSIs com orientação de navegação.[22] Um grupo de controlo foi tratado com navegação utilizando uma malha de titânio pré-curvada. Foram relatados vários factores significativos que favoreceram o grupo de estudo. As PSIs estão preparadas para efetuar uma mudança significativa na gestão do trauma orbital. Inovações como a navegação intra-operatória e o planeamento cirúrgico assistido por computador têm demonstrado melhorar a eficácia, a precisão e a previsibilidade dos procedimentos cirúrgicos. As capacidades de reconstrução 3D do software podem ser utilizadas para visualizar virtualmente a anatomia do doente ao longo do caso, permitindo a navegação estereotáxica. Durante a cirurgia, o sistema de navegação intra-operatória ajuda os cirurgiões a controlar as posições dos implantes ou do osso reposicionado, e auxilia na verificação da localização final. Um sistema de navegação aumenta a capacidade do cirurgião para medir a extensão da ressecção e para confirmar a orientação dos enxertos ósseos utilizados para a reconstrução. Utilizando esta abordagem, é possível minimizar o fator de erro humano, aumentando a adesão a um plano pré-operatório. Além disso, isto também ajuda a reduzir a incidência de complicações pós-operatórias devido a enxertos ósseos, placas ou parafusos de fixação incorretamente posicionados ou orientados. O planeamento cirúrgico virtual (VSP) combinado com a tecnologia de impressão 3D melhorou a eficiência e a precisão cirúrgicas através da criação de modelos cirúrgicos, implantes e guias em 3D.[23] Isto aumenta o número de indicadores que sugerem a utilização do VSP pelo cirurgião, uma vez que oferece ferramentas adicionais no planeamento pré-operatório e na tomada de decisões intra-operatórias. Tanto o VSP como os modelos 3D podem ser utilizados para planear o material de reconstrução ideal em termos de volume, forma e dimensões necessárias. Podem também ser utilizados para produzir modelos para cirurgia de ressecção para demarcar com precisão os limites da ressecção e/ou para planear estratégias de reconstrução mais eficientes e precisas. Uma outra vantagem da utilização de modelos 3D é a redução do tempo operatório total e a eliminação de potenciais complicações decorrentes de uma cirurgia prolongada.

Aplicação para tumores/cânceres orais e maxilofaciais - A cirurgia de navegação assistida por computador é um método comprovado para reduzir o tempo de operação e aumentar a fiabilidade em procedimentos cirúrgicos complexos da fossa infratemporal e da região periorbital (Fig. 6).

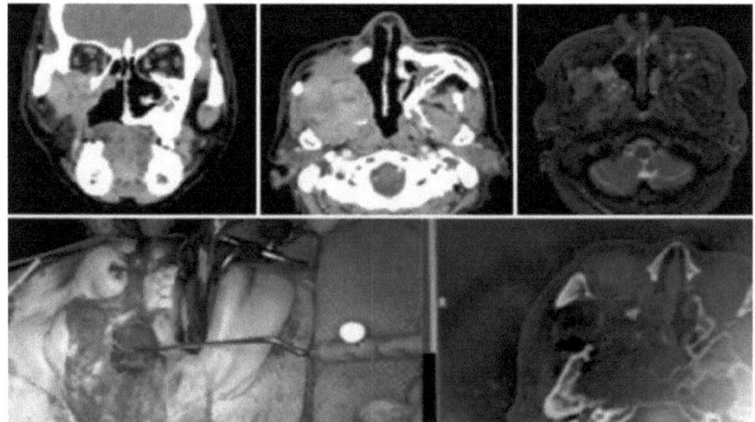

Fig. 6 Homem de 79 anos com ameloblastoma recorrente da fossa maxila-infratemporal. Devido à complexidade da anatomia local, os tumores na fossa infratemporal representam um desafio para os cirurgiões orais e maxilofaciais. Os tumores malignos recorrentes nesta área são particularmente difíceis de ressecar porque as cicatrizes de operações anteriores podem deslocar-se

estruturas importantes. Foi introduzida uma técnica de navegação para a ressecção de tumores da fossa infratemporal, que foi aplicada com êxito na ressecção de tumores malignos recorrentes. A navegação visível durante a cirurgia pode aumentar a precisão e a segurança das operações e reforçar a confiança do cirurgião.

A cirurgia assistida por navegação foi introduzida no domínio dos tumores orais, da cabeça e do pescoço há mais de 20 anos. A utilização da navegação no tratamento de lesões benignas e malignas é discutida mais adiante. As lesões malignas da cabeça e do pescoço têm uma elevada taxa de recorrência (25-48%). O controlo do tumor depende essencialmente da extensão do tumor, da sua localização e das margens de ressecção, sendo estas últimas um fator de prognóstico muito importante na cirurgia oncológica. Feichtinger et al.[24] utilizaram sistemas de navegação para avaliar as margens de ressecção no tratamento de seis doentes com carcinomas na cavidade nasal, seio maxilar e cavidade oral. Em quatro doentes, teve de ser efectuada uma nova ressecção depois de uma avaliação com um sistema de navegação, utilizando exames de tomografia por emissão de positrões (PET), ter demonstrado que a ressecção inicial não era satisfatória. Isto demonstra que a cirurgia de navegação baseada na fusão de imagens PET-CT é uma excelente ferramenta para melhorar o controlo local do cancro avançado da cabeça e do pescoço.

A cirurgia assistida por navegação também foi utilizada com sucesso no tratamento de tumores benignos da região maxilofacial.[25] Esta foi realizada com recursos como espelhamento e comparações lado a lado, e foi aplicada com resultados bem-sucedidos. Para a reconstrução, foi utilizada uma prótese de hidroxiapatite personalizada com implantes de titânio pré-embutidos. O posicionamento ótimo é assegurado através da navegação. De seguida, são discutidas algumas técnicas interessantes para a reconstrução. É importante lembrar que a navegação é uma excelente ferramenta quando se trata de seu uso na base do crânio, no terço médio da face e no pescoço. No entanto, a sua utilização em tumores mandibulares é limitada devido à possibilidade de alterações na orientação espacial do maxilar inferior, como descrito anteriormente.

Aplicação para Cirurgia Ortognática - Os principais determinantes do sucesso na cirurgia ortognática incluem um diagnóstico preciso, um planeamento meticuloso do tratamento e a capacidade de transferir o plano com precisão para o paciente no intraoperatório. Em anos anteriores, isto era realizado através de um processo de cirurgia de modelo num laboratório, utilizando articuladores em moldes de gesso, que eram depois transferidos para o doente utilizando talas de acrílico durante o procedimento cirúrgico (Figs. 7 e 8). O procedimento era propenso a erros a vários níveis dentro da sequência. A literatura relata um erro de até 5 mm utilizando este tipo de sequência de tratamento. Com o advento e a utilização rotineira da tecnologia CAD/CAM e do planeamento cirúrgico virtual, o fluxo de trabalho do planeamento do tratamento em cirurgia ortognática sofreu uma mudança de paradigma. O fluxo de trabalho convencional de cirurgia de modelos e fabrico de talas está lentamente a abrir caminho para VSP e talas e guias 3D impressas à medida. O procedimento era propenso a erros a vários níveis dentro da sequência. A literatura relata um erro de até 5 mm utilizando este tipo de sequência de tratamento. Com o advento e a utilização rotineira da tecnologia CAD/CAM e do planeamento cirúrgico virtual, o fluxo de trabalho do planeamento do tratamento na cirurgia ortognática sofreu uma mudança de paradigma.

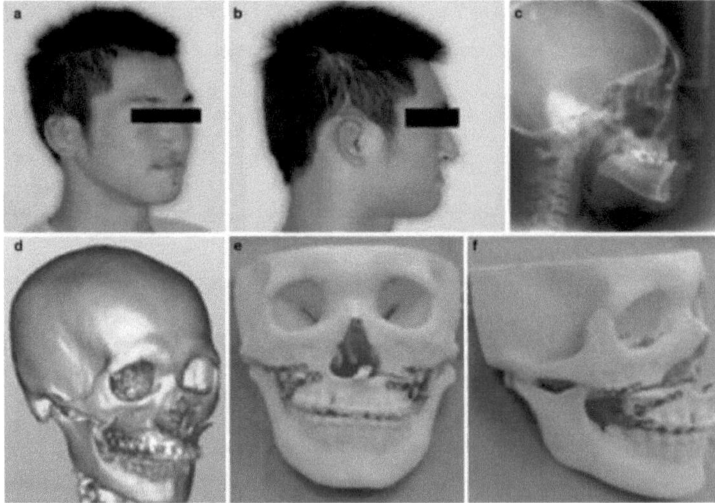

Fig.7 Planeamento e preparação ideais do tratamento utilizando modelos 3D. CAS para pacientes com deformidade de hipoplasia maxilar grave relacionada com fenda labial e palatina, utilizando a osteogénese de distração maxilar. (a-c) Um homem de 17 anos submetido a distração maxilar para retrusão médio-facial relacionada com fenda. (d) Simulação computorizada detalhada para cirurgia de distração maxilar num paciente com deformidade de hipoplasia maxilar grave foi utilizada para determinar o plano de tratamento ideal, tal como a direção da distração e o grau de avanço. (e, f) Foi utilizado um modelo esquelético impresso em 3D para preparar a colocação de um distractor

maxilar semi-personalizado com fabrico.

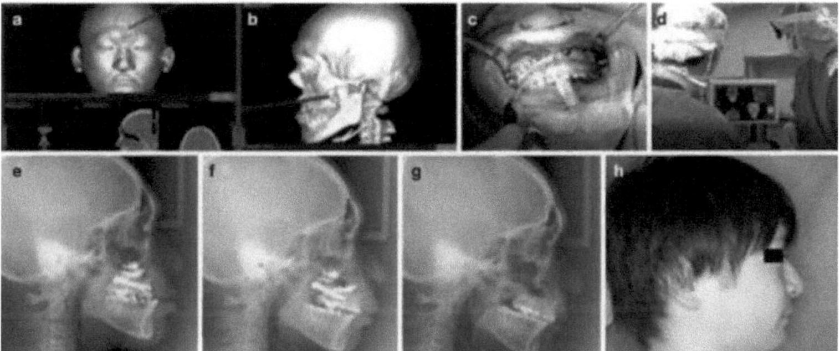

Fig. 8 Homem de 17 anos submetido a distração maxilar para retrusão médio-facial relacionada com fenda. (a-d) Foi conseguida uma transferência exacta do plano de tratamento para o paciente no bloco operatório. Utilizando o sistema de navegação, foi realizada a colocação precisa da distração maxilar planeada pré-operatoriamente na posição definida. O cirurgião confirmou então a mesma direção de distração que foi planeada pré-operatoriamente pela navegação intra-operatória. (e-g) Mostra as radiografias durante e após o tratamento. (h) Mostra o resultado final pós-cirúrgico do paciente.

O fluxo de trabalho convencional de cirurgia de modelos e fabrico de talas está lentamente a abrir caminho para VSP e talas e guias 3D impressas personalizadas. Existem três métodos através dos quais o CAS é utilizado na prática da cirurgia ortognática: (1) utilização de orientação intra-operatória em tempo real com navegação cirúrgica para o reposicionamento da maxila e da mandíbula; (2) utilização de guias de corte impressos em 3D para osteotomia e reposicionamento precisos, com ou sem placas de osteossíntese impressas em 3D personalizadas; e (3) utilização de planeamento cirúrgico sem wafer, em que o implante impresso funciona como guia de corte para a osteotomia e como dispositivos de fixação. Muitos estudos clínicos avaliaram a eficácia destes métodos com resultados promissores.

Existem três métodos através dos quais o CAS é utilizado na prática da cirurgia ortognática: (1) utilização de orientação intra-operatória em tempo real com navegação cirúrgica para o reposicionamento da maxila e da mandíbula; (2) utilização de guias de corte impressos em 3D para osteotomia e reposicionamento precisos, com ou sem placas de osteossíntese impressas em 3D personalizadas; e (3) utilização de planeamento cirúrgico sem wafer, em que o implante impresso funciona como guia de corte para a osteotomia e como dispositivos de fixação. Muitos estudos clínicos avaliaram a eficácia destes métodos com resultados promissores.

Aplicação para cirurgia da articulação temporomandibular e da base do crânio - A ATM e a anatomia circundante, incluindo a base do crânio, são extremamente complexas e requerem uma abordagem cautelosa durante a cirurgia. A navegação intra-operatória pode desempenhar um papel importante em cirurgias como a remoção de uma massa óssea anquilótica, a ressecção de tumores e a artroplastia de fendas.[26] Foram registados resultados de tratamento bem sucedidos em estudos sobre a utilização de assistência de navegação em cirurgias unilaterais da ATM. Outras publicações referem que a navegação é útil e aumenta a segurança na cirurgia da ATM. Uma publicação recente utilizou a navegação para comparar grupos de pacientes tratados prospectivamente com tumores malignos recorrentes da fossa infratemporal. Embora os resultados não sejam significativos de forma independente, produziram um benefício para o grupo de navegação. Os autores concluíram que a confiança e a segurança do cirurgião durante as operações melhoraram, mas o sistema de navegação, por si só, não determinou os resultados dos pacientes. O tratamento de tumores na base do crânio ou de distúrbios degenerativos da ATM em fase terminal requer um conhecimento profundo da anatomia regional e um planeamento 3D preciso das margens de ressecção, com atenção às estruturas vitais na vizinhança imediata (Fig. 9).

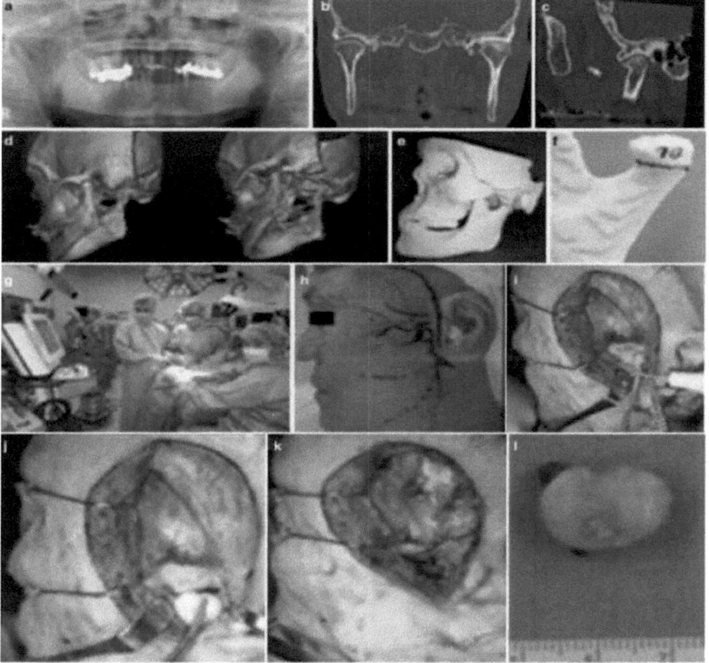

Fig. 9 Mulher de 70 anos com anquilose da articulação temporomandibular (ATM). A cirurgia de anquilose é utilizada para a artroplastia do espaço e a mobilização das articulações. (a-c) No entanto, a remoção da anquilose óssea e a criação de um espaço entre o ramo da mandíbula e a base do crânio pode ser difícil devido ao tamanho da anquilose e à anatomia no aspeto interno da mandíbula. O planeamento virtual é útil em conjunto com a navegação cirúrgica para remover a anquilose. (d) Primeiro, foi efectuada uma simulação por computador com base em dados de TC pré-operatórios para a cirurgia virtual. (e, f) Uma vez concluída a cirurgia virtual, foram construídos modelos utilizando técnicas de prototipagem rápida a partir do plano virtual e aplicados no momento da cirurgia para facilitar os cortes ósseos. (g, h) Utilizando o sistema de navegação intra-operatório, o cirurgião pode ver o aspeto medial da mandíbula na estação de navegação CT e proteger estruturas importantes no lado medial. (i-l) Esta visualização impede uma hemorragia significativa dos vasos no lado medial da mandíbula e impede a penetração na fossa craniana média durante a libertação da anquilose. O temporalis fap foi utilizado para a prevenção da reanquilose.

A localização, a invasão e a extensão do tumor são factores determinantes para decidir a abordagem cirúrgica. No passado, os tumores malignos que se tinham infiltrado na fossa infratemporal ou no meio da base do crânio eram considerados inoperáveis devido ao acesso comprometido e à incapacidade de obter um controlo previsível do tumor ou hemostase. A utilização da navegação cirúrgica na cirurgia da base do crânio oferece as seguintes vantagens (1) assegurar um acesso mais seguro e mais rápido à base do crânio através de uma visualização dinâmica do local cirúrgico preciso e da extensão da perfuração óssea, reduzindo assim significativamente o risco intra-operatório; (2) mapear as estruturas anatómicas e pontos de referência importantes, como o forame oval e o rotundum; e (3) a incorporação de modalidades de imagiologia aliadas, como a angiografia por TC 3D e a RM, no planeamento da navegação intra-operatória, aumentando a nossa compreensão da anatomia da base do crânio e da região da artéria carótida interna. Como a cirurgia da base do crânio não é afetada pela deslocação do cérebro, a utilização da navegação neste campo é mais precisa do que noutros procedimentos neurocirúrgicos. A utilização de um sistema de navegação para a ressecção de tumores da base do crânio ou de lesões da ATM aumenta a previsibilidade cirúrgica e reduz a duração da cirurgia.

PLANEAMENTO CIRÚRGICO VIRTUAL EM CIRURGIA ORAL E MAXILOFACIAL

INTRODUÇÃO

Desde os anos 80, a aplicação sistemática da conceção e fabrico assistidos por computador nos cuidados de saúde revolucionou a medicina de diagnóstico e de intervenção. A manipulação digital de dados de imagiologia em grande escala em 3 dimensões, especificamente o planeamento cirúrgico virtual (VSP), proporciona a capacidade de reproduzir modelos anatómicos detalhados e de fabricar guias cirúrgicos e implantes personalizados.[27] Estes avanços tornaram-se uma ferramenta inestimável para os cirurgiões orais e maxilofaciais. O sucesso destes casos planeados virtualmente depende de cada etapa do processo de fluxo de trabalho: escolha da modalidade de imagem, aquisição de dados, preparação do doente, sessão de planeamento virtual e execução cirúrgica. Embora cada passo do caso seja crítico, um esforço meticuloso colocado nas fases iniciais de planeamento aumentará a probabilidade de sucesso na sala de operações.

MODALIDADE DE IMAGIOLOGIA

A seleção da modalidade de imagem adequada é um passo inicial importante e depende das vantagens da resolução espacial e de contraste. A resolução espacial é a capacidade de uma modalidade de imagem diferenciar dois objectos distintos numa imagem radiográfica (por exemplo, um canal nervoso na mandíbula) (Fig. 1), ao passo que a resolução de contraste é a capacidade de diferenciar as intensidades de imagem entre duas áreas (por exemplo, cordões de gordura versus tecido adiposo normal). Por este motivo, as tomografias computorizadas são ideais para casos orais e maxilofaciais, uma vez que envolvem frequentemente intervenções em tecidos duros, como a cirurgia nos ossos e dentes. Do mesmo modo, a TC de feixe cónico tem muitas vantagens quando utilizada no contexto cirúrgico adequado. Os exames de TC de feixe cónico oferecem uma elevada resolução espacial com uma menor exposição à radiação em comparação com os exames de TC, mas à custa de uma fraca resolução de contraste. Para uma avaliação pormenorizada das estruturas dos tecidos moles, as RM têm uma resolução de contraste muito superior à dos exames de TC. Como método adicional para melhorar a resolução das estruturas superficiais, a digitalização a laser tridimensional (3D) é atualmente utilizada para fornecer os pormenores necessários para facilitar os procedimentos em que é necessário um pormenor meticuloso, como as cristas e os sulcos dos dentes. Por exemplo, o fabrico de talas oclusais utilizadas em cirurgia ortognática pode ser criado a partir de dados adquiridos por topografia a laser; por sua vez, os modelos tradicionais em pedra já não são necessários (Figs. 2 e 3). Estas imagens são adquiridas com um scanner de topografia a laser 3D e armazenadas como um ficheiro de estereolitografia. Os dados de estereolitografia serão submetidos a encapsulamento Digital Imaging and Communications in Medicine (DICOM) para criar uma imagem 3D sobreposta fiável a ser utilizada em conjunto com os dados DICOM para criar uma representação virtual precisa de um objeto, ou seja, a dentição e a gengiva. Kau e colegas[90] examinaram digitalizações faciais de 40 pacientes e descobriram que.

Fig. 1. Medidas do nervo alveolar inferior renderizadas por TC. *(Cortesia da* 3D Systems, Rock Hill, SC.)

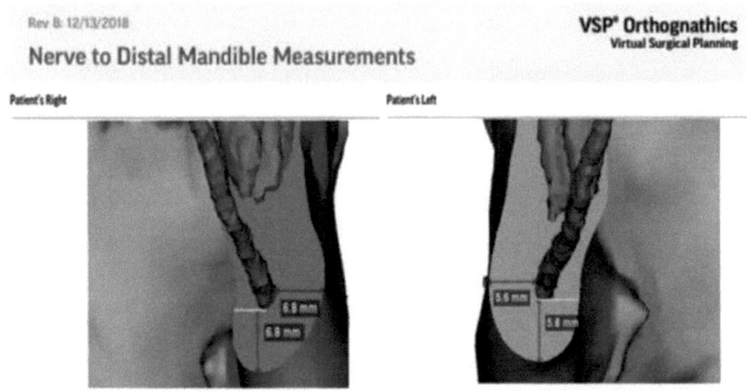

Fig. 2. Sobreposição de moldes de cálculos na tomografia computorizada.

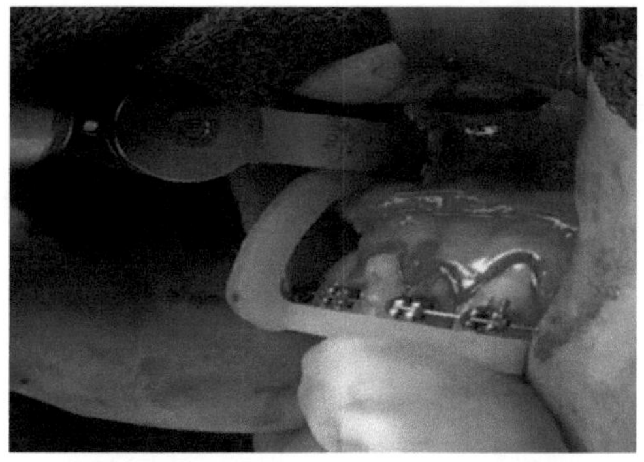

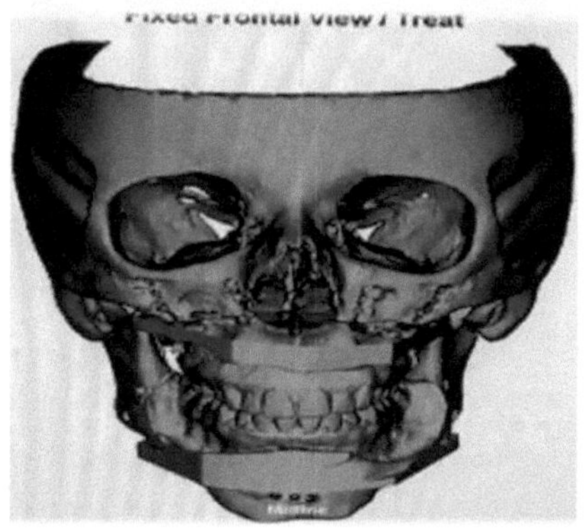

Schendel e colegas[87] também avaliaram a exatidão da digitalização facial em 3D na cirurgia ortognática e mediram 18 pontos cefalométricos em 28 pacientes e concluíram que todos os pontos sobrepostos não estavam separados por mais de 0,55 mm. As imagens DICOM/estereolitografia fundidas acima mencionadas podem ser utilizadas para facilitar com precisão osteotomias e movimentos esqueléticos maxilofaciais virtuais com base em pontos de referência de tecidos moles e duros (ver Fig. 3; Fig. 4).

Fig. 3. Guia de corte virtual baseado em osteotomias.

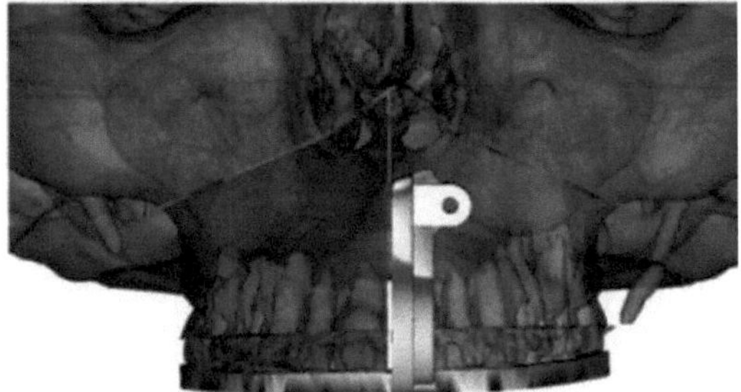

Fig. 4. Guia de corte de osteotomia interdentária planeada por VSP impressa
tridimensionalmente.

AQUISIÇÃO DE DADOS

A base de um planeamento cirúrgico bem sucedido depende da capacidade do conjunto
de dados adquirido para replicar os detalhes anatómicos e traduzir-se em software de
modelação e edição virtual para permitir o planeamento cirúrgico. Por este motivo, os
dados radiográficos são armazenados no formato DICOM para que possam ser
universalmente partilhados e utilizados nos cuidados de saúde para uma variedade de
aplicações. No que diz respeito ao VSP, os dados DICOM podem ser submetidos a um
processamento que permitirá a tradução em objectos 3D, que podem depois ser
manipulados em software adicional para VSP. Programas de software como o
Materialize Mimics podem converter facilmente imagens DICOM num tipo de ficheiro
de objeto 3D que permitirá o planeamento cirúrgico ou o fabrico do modelo através de
uma impressora 3D (Fig. 5).

Fig. 5. Modelo impresso estereolítico.

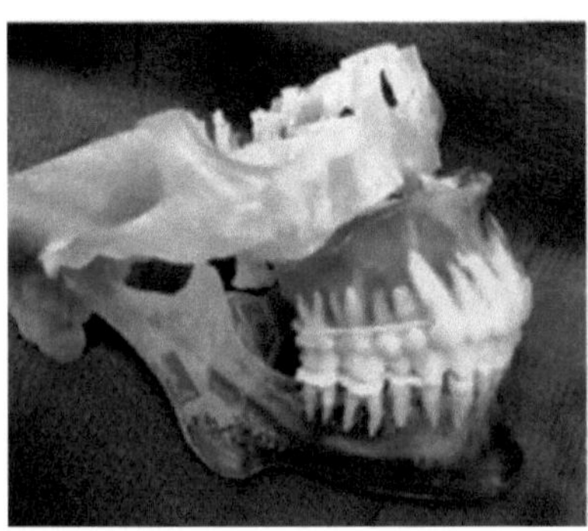

O software de desenho assistido por computador, como o *Proplan* da Materialize (Leuven, Bélgica) ou o *Sculpt* e o *Geo-magic Freeform* da 3D Systems (Rock Hill, SC), está disponível comercialmente para utilização. Em alternativa, pode colaborar diretamente com um fornecedor para facilitar as fases de processamento de dados, planeamento e fabrico do VSP. O acesso a um engenheiro está amplamente disponível e a videoconferência para planos de tratamento tornou-se tão conveniente como utilizar o telemóvel para concluir o planeamento virtual (Fig. 6). Estas aplicações têm a capacidade de editar, renderizar e analisar os objectos 3D com uma precisão de 0,1 mm e produzir um ficheiro que pode ser encaminhado para programas adicionais para fabricar as guias ou para criar hardware.[80] Comum a estes programas é a utilização de dispositivos hápticos para proporcionar ao utilizador o sentido do tato para ajudar na interação com os objectos virtuais. A maioria dos casos de reconstrução de tecidos duros requer exames de TC de alta resolução, com especificações para os cortes de imagem que variam entre 0,625 e 1,500 mm de espessura. Embora os cortes mais finos captem mais pormenores no conjunto de dados, Hashemi e colegas[81] examinaram o comprimento do osso temporal obtido a partir de uma TAC com um corte de 1 mm versus durante a cirurgia e concluíram que as medições radiográficas eram semelhantes às medições intra-operatórias. Em contraste, Rajati e colegas[81] descobriram que as imagens de TC com corte de 1 mm também fornecem detalhes fiáveis na localização da lesão do nervo facial no trauma do osso temporal.

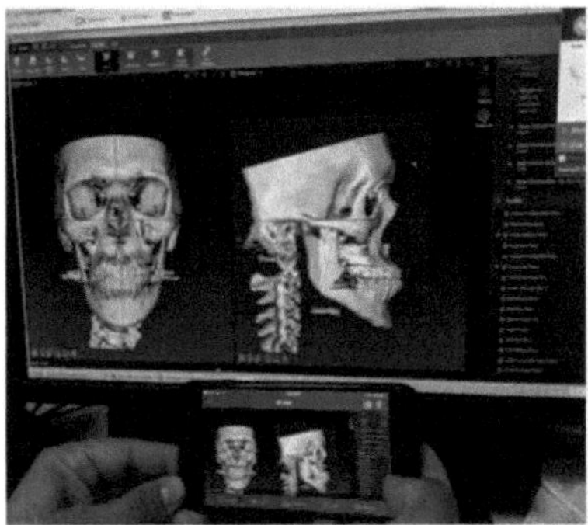

Fig. 6. Planeamento virtual no dispositivo móvel

Para limitar a exposição à radiação e otimizar a eficácia, os exames de TC com cortes de 1 mm são frequentemente adequados para a reconstrução óssea oral e maxilofacial. Uma alternativa à imagiologia por TC é a utilização de RMN de alta resolução. A força dos ímanes é medida em Tesla (T), que é proporcional à capacidade de criar imagens de alta resolução.[82] A maioria dos hospitais utiliza sistemas de RMN de 1,5 T e 3 T que produzem cortes de até 5 e 3 mm, respetivamente. Os sistemas de RMN de alta potência T podem produzir cortes submilimétricos; no entanto, atualmente não estão amplamente disponíveis nos Estados Unidos devido aos custos.[82] Mais recentemente, foram desenvolvidas técnicas de RM de ossos negros como alternativa não ionizante às tomografias computorizadas para a criação de guias impressos em 3D na população pediátrica. Suchyta e colegas[83] compararam osteotomias em cadáveres com guias pré-operatórias fabricadas a partir de exames de RMN de ossos negros versus exames de TC e não encontraram diferenças estatísticas na precisão entre as duas modalidades de imagem. Hoving e colegas apresentaram 2 casos bem sucedidos de ressecção mandibular a partir de um plano cirúrgico 3D baseado em RM, demonstrando assim que o VSP baseado em RM é uma alternativa viável com benefícios previsíveis na população pediátrica.[83] Estes métodos de obtenção de dados aplicam-se a todas as aplicações da cirurgia maxilofacial, incluindo o tratamento de patologias, traumatismos e anomalias dentofaciais. Em última análise, quer esteja a planear uma ressecção tumoral, uma reconstrução pan-facial ou uma cirurgia ortognática, os detalhes anatómicos adquiridos devem ser digitalizados e traduzidos em software de planeamento virtual para criar guias cirúrgicos e implantes personalizados, a fim de facilitar um resultado cirúrgico bem sucedido. Cada imprecisão acumulada em cada passo pode afetar negativamente o caso cirúrgico global.

CANDIDATURA

Traumatismo maxilofacial

A VSP oferece ao cirurgião uma oportunidade de minimizar a incerteza associada à cirurgia. A capacidade de visualizar as margens de ressecção e de conceber estratégias de reconstrução é um benefício significativo para a gestão do trauma facial, da cirurgia craniofacial e da patologia. No contexto do trauma maxilofacial, o VSP permite a fabricação de implantes personalizados. Os traumatismos do terço médio da face, incluindo a órbita, foram os que mais beneficiaram com os avanços da VSP e da navegação. Uma revisão sistemática efectuada por Azarmehr e colegas define claramente as vantagens das técnicas guiadas por computador em relação aos métodos convencionais não guiados para a gestão do trauma facial. A VSP associada à navegação cirúrgica é considerada mais útil na reconstrução orbital devido às limitações do acesso cirúrgico, à relação com as estruturas vitais circundantes e à exigência rigorosa de função e estética do olho.[88] Cai e colegas[89] realizaram um estudo prospetivo que comparou as complicações oftalmológicas (ou seja, diplopia, hipoestesia infra-orbital, oftalmoplegia e enoftalmo) de 58 pacientes submetidos a reconstrução orbital e concluíram que o grupo guiado por VSP teve significativamente menos complicações do que o grupo convencional (controlo). Da mesma forma, Bly e colaboradores analisaram 90 pacientes submetidos a reparações orbitárias complexas consecutivas e verificaram que a reconstrução orbitária guiada por VSP teve uma melhoria estatisticamente significativa na gravidade da diplopia e uma diminuição na incidência de cirurgia de revisão quando comparada com técnicas não guiadas. Portanto, as vantagens do VSP na reconstrução da face média, especialmente no reparo orbital, ajudam a melhorar os resultados do trauma maxilofacial complexo. Além disso, numerosos estudos que avaliam a eficácia de um trabalho orientado por VSP concluem que este método é tão eficaz e preciso quando se comparam as medições cefalométricas pré-tratamento e pós-tratamento, com a vantagem adicional de ser mais eficiente na utilização do tempo e dos recursos.[85] Resnick e colaboradores examinaram ainda o tempo operatório e o custo das cirurgias bimaxilares de 43 pacientes, demonstrando que o tempo operatório e os custos foram significativamente mais elevados em todos os pacientes com um trabalho ortognático convencional em comparação com o VSP.

Estes resultados são significativos porque um tempo operatório prolongado está intimamente correlacionado com o aumento das complicações pós-operatórias. As vantagens do VSP são claras e estabelecidas; um fluxo de trabalho ortognático padrão do VSP está delineado na Fig. 7.

Data Collection

1. Obtain intraoral and extraoral photographs with a standardized background (white or blue wall)
2. Fabricate stone or digital models (intraoral scans) in reproducible centric occlusion
3. Deliver data to processing center for rendering (digital upload or physical media)
4. Often stone casts are sent with digital scans as a reference mark to the final occlusion
5. Though optional, casts are particular helpful in segmental surgical planning

Pre-Planning

1. Stone models are superimposed with CT images to check for inaccuracies
2. Once verified, scans are imported into digital cephalometric program such as Dolphin
3. Cephalometric points and planned osteotomies are imported into the digitized facial skeleton
4. Coordinate planning session with surgeon, engineer, and possibly orthodontist

Planning Session (Digital Model Surgery)

1. First, assess for maxillary cant and maxillary dental and facial midline (refer to clinical photos)
2. Le Fort osteotomy is virtually placed based on anatomical landmarks (i.e. canine apices)
3. If required, interdental maxillary osteotomies can be placed at this time
4. Cephalometric measurements are placed in the lateral view (SNA, SNB, maxillary depth, etc.)
5. Determine vertical position of maxilla based on clinical photos
6. Once the maxilla is in ideal position, the mandible can be placed into class 1 canine occlusion
7. The type of mandible osteotomy (SSO vs. VRO) should be made known to all planning members
8. A genioplasty can be virtually executed at this point, if necessary

Manufacturing Considerations

1. Osteotomy guides are typically based on occlusal surfaces for stability
2. Occlusal splints are fabricated to guide the final position of the osteotomy segments
3. Stereolithic models allow evaluation of critical landmarks (i.e. neurovascular bundle)

Fig. 7. Fluxo de trabalho da cirurgia ortognática. SNA, Sella Nasion, A; SNB, Sella Nasion, B; SSO, Sagittal Split Osteotomy; VRO, Vertical Ramus Osteotomy.

Patologia e reconstrução

A VSP é utilizada extensivamente no tratamento da patologia maxilofacial pela sua capacidade de visualizar virtualmente a patologia e de fornecer orientação sobre a localização das margens de ressecção. A aplicação de osteotomias guiadas é mais benéfica em ressecções cirúrgicas do terço médio da face e para tumores de grandes dimensões que tenham deformado marcos anatómicos (Figs. 8 e 9).

Fig. 8. As margens de ressecção são definidas e visualizadas num modelo virtual

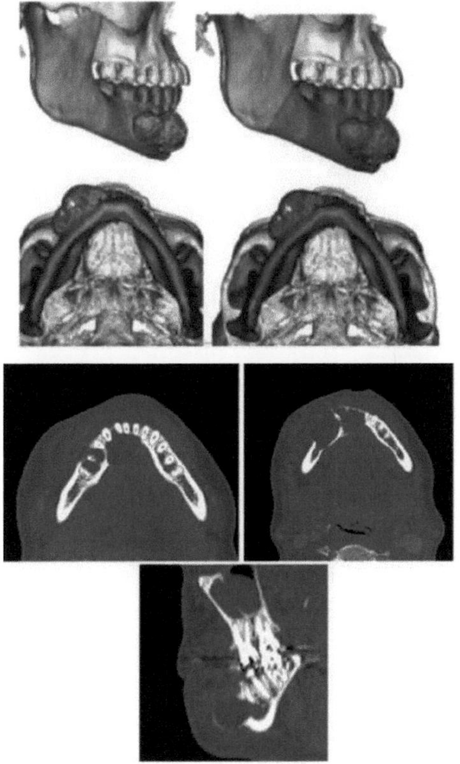

Fig. 9. As margens de ressecção definidas correspondentes podem ser referenciadas na imagem de TC original para garantir a eliminação do tumor identificado.

As características da patologia da face média incluem as dificuldades na remoção de tumores no seio maxilar ou na cavidade nasal, onde as osteotomias são frequentemente realizadas sem visualização direta do tumor. O planeamento cirúrgico permite que essas ressecções sejam realizadas com maior confiança quando não existem indicações visuais. Além disso, a proximidade de estruturas vitais da base do crânio pode ser tida em conta e concebida nas guias de corte para evitar lesões inadvertidas. O acoplamento da navegação 3D em tempo real e do VSP

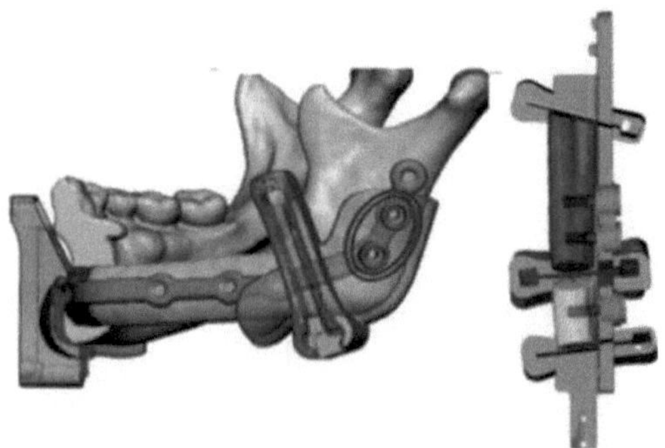

O VSP e a navegação aumentam estas vantagens para fornecer feedback imediato para confirmar a posição das guias e as osteotomias planeadas (Fig. 10). Estudos recentes demonstram os benefícios da VSP e da navegação, referindo uma diferença estatisticamente significativa em 91% dos doentes na obtenção de uma margem clara ao longo das margens profundas do tumor, com uma precisão inferior a 5 mm de diferença entre a margem de ressecção real e a margem planeada. Bernstein e colegas[86] e Foley e colegas compararam 224 osteotomias efectuadas com guias de corte virtuais com navegação 3D e 224 sem navegação e concluíram que as osteotomias efectuadas com navegação 3D são mais precisas em termos de distância, inclinação e rotação. Embora sejam necessários mais estudos para comparar a navegação 3D e as técnicas de ressecção baseadas em VSP, o potencial é evidente na sua aplicação na gestão da patologia.

Fig. 10. Guias de corte planeadas virtuais com orifícios preditivos para facilitar a colocação de hardware *(círculo azul)*. Segmentos ósseos do perónio direito fixados ao modelo de corte, com perónio virtual e implantes endósseos estimados a serem colocados enquanto in situ do local doador.

Paralelamente à extirpação dos tumores, a reconstrução do referido defeito. O VSP teve um impacto significativo em todos os aspectos da reconstrução. Tornou a reconstrução um processo simplificado e económico, sem comprometer os resultados ou aumentar as taxas de complicações. A cirurgia guiada por VSP é alegadamente 60 a 120 minutos mais rápida nas transferências de tecido microvascular utilizando um local doador ósseo, como o retalho livre osteocutâneo do perónio, quando comparada com a cirurgia não guiada.

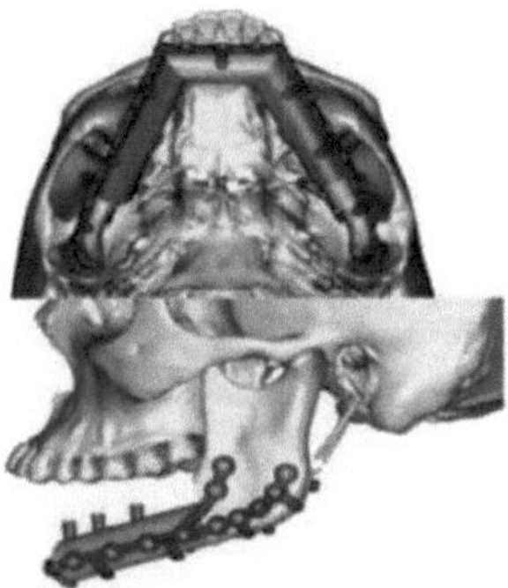

Fig.11 Construção virtual da placa impressa em 3D com as patilhas de registo fixas e os implantes dentários planeados.

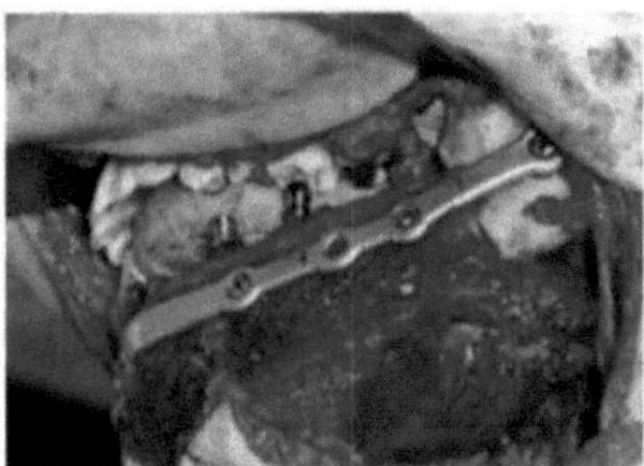

Fig.12 O retalho osteocutâneo do perónio forma uma neomandíbula, uma vez que é a mandíbula nativa remanescente da placa de reconstrução. Os implantes endósseos são posicionados com precisão com base no VSP.

As construções ósseas complexas para restaurar a face média e os defeitos da mandíbula anterior demonstram o mais elevado grau de exatidão e precisão com a utilização do VSP. Além disso, são registados menos casos de não união e o contacto osso-osso é optimizado entre os segmentos da osteotomia. A reabilitação dentária imediata e tardia com implantes endósseos também se tornou possível devido à precisão das reconstruções guiadas por VSP. Isto permitiu mais reconstruções dos maxilares para obter uma reabilitação dentária funcional, quer imediatamente, quer de forma faseada (Figs. 11 e 12). Aproximadamente 40% a 50% dos doentes submetidos a reconstrução microvascular de um defeito maxilar e colocação de implantes dentários obtêm uma prótese dentária funcional, em comparação com apenas 15% a 20% nos doentes submetidos a reconstruções dos maxilares não guiadas por VSP. Antes do VSP, a incapacidade de prever com exatidão a localização dos segmentos do perónio e a sua relação com a arcada oposta limitava gravemente a colocação ou a função dos implantes dentários.

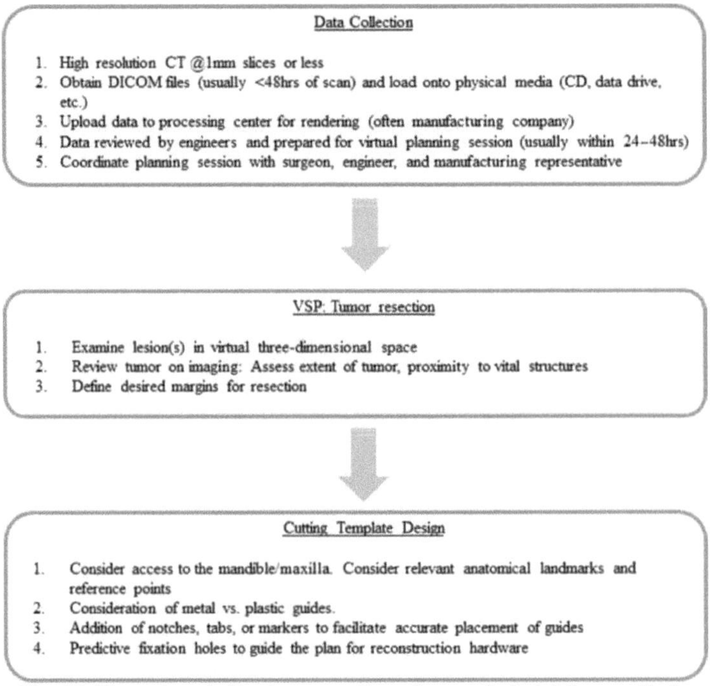

Data Collection

1. High resolution CT @1mm slices or less
2. Obtain DICOM files (usually <48hrs of scan) and load onto physical media (CD, data drive, etc.)
3. Upload data to processing center for rendering (often manufacturing company)
4. Data reviewed by engineers and prepared for virtual planning session (usually within 24–48hrs)
5. Coordinate planning session with surgeon, engineer, and manufacturing representative

VSP: Tumor resection

1. Examine lesion(s) in virtual three-dimensional space
2. Review tumor on imaging: Assess extent of tumor, proximity to vital structures
3. Define desired margins for resection

Cutting Template Design

1. Consider access to the mandible/maxilla. Consider relevant anatomical landmarks and reference points
2. Consideration of metal vs. plastic guides.
3. Addition of notches, tabs, or markers to facilitate accurate placement of guides
4. Predictive fixation holes to guide the plan for reconstruction hardware

Fig. 13. Fluxo de trabalho da ressecção oral e maxilofacial da mandíbula

Estas vantagens derivadas do VSP continuarão a evoluir e a aperfeiçoar a eficiência e a precisão das cirurgias complexas da cabeça e do pescoço. É apresentado um exemplo de fluxo de trabalho da extirpação de um tumor (carcinoma de células escamosas) (Fig. 13) e reconstrução (retalho livre de fíbula) (Fig. 14).

LIMITAÇÕES

Embora a VSP possa melhorar os resultados de muitas cirurgias complexas e tecnicamente difíceis, tem limitações que estão atualmente fora do controlo dos cirurgiões. Os obstáculos à utilização eficaz da VSP estão associados aos atrasos inerentes às actuais capacidades de fabrico e ao erro humano. Em média, a experiência dos autores com a rotação entre a sessão de planeamento VSP e a entrega de implantes/guias pode variar entre 7 a 14 dias para hardware pré-curvado e fresado, enquanto as placas impressas em 3D e o hardware sinterizado a laser podem ser produzidos em 14 a 17 dias. Estas limitações devem-se à logística envolvida no processamento, controlo de qualidade e transporte das próteses. Estão disponíveis várias opções para reduzir o tempo de execução, utilizando impressoras 3D no consultório e recursos institucionais.

Fig. 14. Fluxo de trabalho de reconstrução oral e maxilofacial

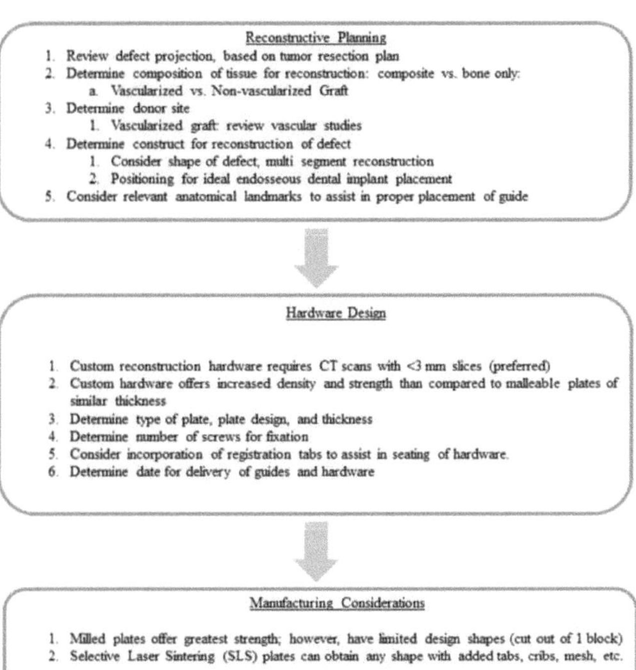

O erro humano é inevitável e pode ser aplicado a todos os aspectos do processo VSP. As potenciais fontes de imprecisões no ambiente pré-operatório estariam relacionadas com a falta de comunicação entre médicos, técnicos e assistentes. A coordenação dos cuidados é essencial para uma prestação de cuidados de saúde eficaz; no entanto, as especificações para a imagiologia não são frequentemente transmitidas com precisão ao centro de radiologia, os dados podem não ser processados adequadamente e o efeito resultante são ficheiros DICOM que não são compatíveis com o software de planeamento.

Subsequentemente, a descoberta de dados inadequados leva a atrasos relacionados com a necessidade de imagiologia adicional e a utilização de recursos. No bloco operatório, o erro do cirurgião pode estar relacionado com a aplicação de guias em pontos de referência designados. Os erros podem ocorrer se não estiver familiarizado com o equipamento e os instrumentos ou se o cirurgião se esquecer de pormenores do plano cirúrgico. O ponto mais comum de erro é a aplicação do guia de ressecção ou do guia de reconstrução no local doador, seguido de uma técnica inadequada, como a realização de uma osteotomia no ângulo errado. Essas nuances podem resultar em desvios do resultado ideal, porém, servem mais como fontes de frustração do que eventos adversos significativos.

O planeamento cirúrgico virtual continuará a melhorar e os métodos de aquisição e processamento de dados dos doentes tornar-se-ão mais refinados. É necessária uma atenção meticulosa a cada passo para garantir um resultado positivo. As tendências futuras incluirão provavelmente a disponibilidade generalizada de tecnologia de impressão e fabrico em 3D e um número crescente de cirurgiões a assumir o papel de engenheiro.

A UTILIZAÇÃO DE IMPLANTES ESPECÍFICOS DO DOENTE EM CIRURGIA ORAL E MAXILOFACIAL

INTRODUÇÃO

Medicina personalizada é um termo que ganhou força no século XXI. O Instituto Nacional do Cancro define-a como "uma forma de medicina que utiliza informações sobre o gene, as proteínas e o ambiente de uma pessoa para prevenir, diagnosticar e tratar doenças". Refere-se a uma mudança da abordagem "tamanho único" concebida para o doente médio para tratamentos adaptados a cada indivíduo. Dada a complexidade do esqueleto facial e o desenvolvimento da tecnologia de desenho assistido por computador e de fabrico assistido por computador (CAD/CAM), vários desenvolvimentos recentes permitiram a aplicação da medicina personalizada à cirurgia oral e maxilofacial, de modo a melhorar os resultados. A diminuição do custo desta tecnologia também a tornou mais económica e acessível aos pacientes. Os implantes específicos para cada paciente são atualmente utilizados em várias áreas da cirurgia oral e maxilofacial, incluindo a substituição total da articulação temporomandibular (ATM), a reconstrução do esqueleto maxilofacial e a cirurgia ortognática.

Substituição total da articulação temporomandibular

A substituição aloplástica de todo o complexo da ATM, incluindo a fossa e a unidade côndilo-ramo, para o tratamento de doença grave da ATM em fase terminal ou condição patológica foi descrita já em 1970. Foram utilizados vários materiais aloplásticos diferentes para estes dispositivos, incluindo Vitallium fundido com uma cabeça de polimetilmetacrilato, Vitallium revestido com Proplast-Teflon e Dacron/Proplast-Teflon/Polietileno de peso molecular ultra-elevado.[28] Os implantes específicos para cada doente, utilizando a tecnologia CAD/CAM para a substituição da ATM, foram introduzidos em 1993. Desde então, vários estudos validaram a estabilidade a longo prazo e a taxa de sucesso destes dispositivos, sendo o seguimento mais longo de 20 anos.[29]

Atualmente, a única prótese de articulação total personalizada aprovada pela Food and Drug Administration nos Estados Unidos é uma prótese fabricada pela TMJ Concepts (Ventura, CA, EUA). O fluxo de trabalho começa com uma tomografia computorizada (TC) seguindo o seu protocolo para fabricar um modelo estéreo de crânio lítico a partir do qual a ressecção mandibular e a preparação da fossa podem ser efectuadas. Após a ressecção, deve existir um espaço mínimo de 13 mm entre a base do crânio e a mandíbula. O modelo de crânio estereo-lítico com secção de poster é então enviado para a TMJ Concepts para o desenho e fabrico do implante, que é específico para a morfologia anatómica do paciente, defeito cirúrgico e relação da mandíbula. O componente da fossa da TMJ Concepts é feito de uma malha de titânio não ligado ligada a uma superfície de articulação feita de polietileno de peso molecular ultra-elevado. O seu componente mandibular é composto por uma cabeça condilar feita de uma liga de cobalto-crómio-molibdénio e um corpo mandibular feito de uma liga de titânio-alumínio-vanádio de intersticialidade extra baixa.[30] Pode ser utilizado um software de planeamento cirúrgico virtual de terceiros (ou seja, 3D Systems, Materialize ou Individual Patient Solutions) para fabricar guias de corte intra-operatórias, de modo a reproduzir a ressecção planeada e a reconstrução da articulação.

Um estudo que envolveu 45 pacientes, publicado em 2003, demonstrou melhores resultados com as próteses TMJ personalizadas, fabricadas pela TMJ Concepts (anteriormente Techmedica Inc), em comparação com as próteses de stock fabricadas pela TMJ Inc.[31] Uma meta-análise recente não revelou quaisquer diferenças relevantes entre as próteses de stock e as próteses específicas do paciente no que respeita ao aumento da abertura incisal máxima e à diminuição da dor.[32] Embora a substituição total da articulação da ATM possa ser realizada de forma fiável utilizando uma prótese de stock num prazo mais curto devido ao maior tempo de processamento necessário para os modelos de crânio e implantes personalizados, existem muitas vantagens na utilização de próteses personalizadas, incluindo a reconstrução de defeitos complexos da base do crânio e da mandíbula (Fig. 1), bem como uma maior capacidade de alterar a posição da mandíbula em relação à base do crânio, como se observa na reconstrução concomitante da ATM e na cirurgia ortognática.[33]

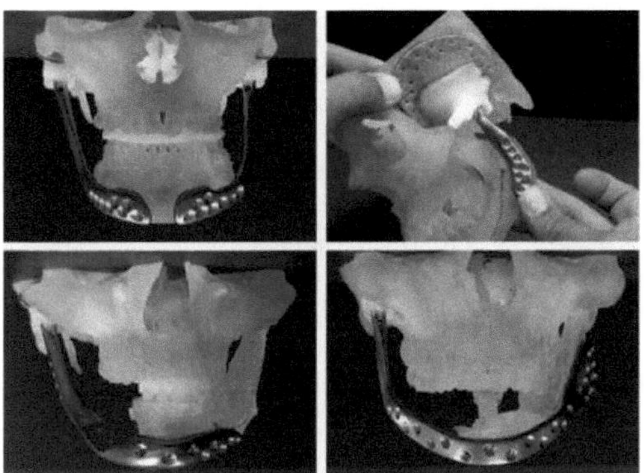

Fig. 1. Reconstrução de defeitos cirúrgicos complexos envolvendo a ATM, a base do crânio e a hemimandíbula utilizando próteses personalizadas da ATM. *(Cortesia de/TMJ* Concepts, Inc., Ventura, CA.)

Reconstrução do esqueleto maxilofacial

A reconstrução óssea do esqueleto maxilofacial apresenta muitos desafios únicos, incluindo a diversidade anatómica, o movimento complexo da mandíbula, a contaminação da saliva e a reabilitação dentária. A fixação interna na cirurgia maxilofacial ganhou popularidade após a introdução de antibióticos na década de 1940.[34] Atribui-se a Christiansen[35] a introdução de placas ósseas na cirurgia maxilo-facial em 1945, mas a maioria dos cirurgiões nessa altura utilizava placas e parafusos concebidos para a ortopedia (ou seja, placas metacarpianas). Luhr[36] foi o primeiro a estudar a fixação interna rígida para cirurgia maxilofacial e introduziu placas de compressão, bem como parafusos auto-roscantes, na especialidade na década de 1960. Antes do desenvolvimento de implantes personalizados, a reconstrução mandibular era efectuada utilizando placas de fixação rígidas e parafusos de bloqueio concebidos para se adaptarem à mandíbula "média", normalmente no bordo inferior, longe de estruturas anatómicas relevantes, como o feixe neurovascular alveolar inferior e os dentes. As placas de reconstrução em titânio eram planas e necessitavam de ser dobradas no intra-operatório enquanto o doente permanecia sob anestesia geral, após ter sido obtida uma exposição adequada e, por vezes, após ter sido efectuada a ressecção. Algumas placas pré-fabricadas tinham um ângulo incorporado para simular a curvatura no plano no ângulo da mandíbula. Apesar disso, moldar uma placa de reconstrução mandibular para se adaptar ao defeito cirúrgico de um determinado paciente consumia muito tempo e enfraquecia a integridade da placa.

Um grande avanço para as impressões específicas do paciente foi a prototipagem rápida de modelos estéreo-líticos à escala, descritos pela primeira vez na cirurgia oral e maxilofacial por Brix e Lambrecht[37,38] em 1987. Os modelos impressos podem ser utilizados para dobrar manualmente placas de reconstrução adaptadas a um determinado defeito antes do dia da cirurgia, um conceito vulgarmente conhecido como "prebending". Esta técnica permitiu a adaptação exacta da placa de reconstrução à anatomia do doente sem que este estivesse sob anestesia e com uma ferida aberta. À medida que os preços das impressoras tridimensionais (3D) de secretária e das resinas diminuíram ao longo do tempo, tornou-se viável e prático para as instituições individuais fabricarem modelos estéreo-líticos por si próprias, utilizando software CAD interno (ou seja, Anatomic Aligner). A precisão melhorada das placas pré-curvadas em comparação com o método convencional de curvatura intra-operatória para a reconstrução mandibular foi demonstrada num estudo de 42 pacientes em 2015.[39] A desvantagem da fraqueza da placa que ocorre com a flexão ainda permanece, embora em valores menores devido a uma aplicação mais direta e melhorada. O primeiro relato de caso de uma placa específica do paciente utilizada na reconstrução mandibular foi em 2012 por Ciocca e colegas,[40] em que uma placa de liga de titânio foi fabricada por sinterização direta de metal a laser utilizando um protocolo CAD/CAM para reconstruir um defeito mandibular de cancro oral. À semelhança do fabrico de uma prótese de ATM personalizada, este protocolo começa com o envio dos dados DICOM da tomografia computorizada pré-operatória para os engenheiros médicos de uma empresa de planeamento cirúrgico virtual de terceiros (ou seja, 3D Systems [Littleton, CO, EUA], Materialize [Leuven, Bélgica], Individual Patient Solutions [Breisgau, Alemanha]). A espessura de corte recomendada para a tomografia computorizada é inferior a 1,0 mm, de modo a obter um pormenor de superfície adequado que permita o fabrico de guias cirúrgicas e implantes precisos. Em seguida, tem lugar uma reunião na Web entre o cirurgião e o engenheiro para planear a ressecção, conceber as guias cirúrgicas e conceber a placa de reconstrução. A guia cirúrgica serve de guia de corte para a ressecção, bem como de guia de perfuração para os parafusos utilizados para fixar a placa de reconstrução. Após a reunião na Web, é enviado um relatório por correio eletrónico

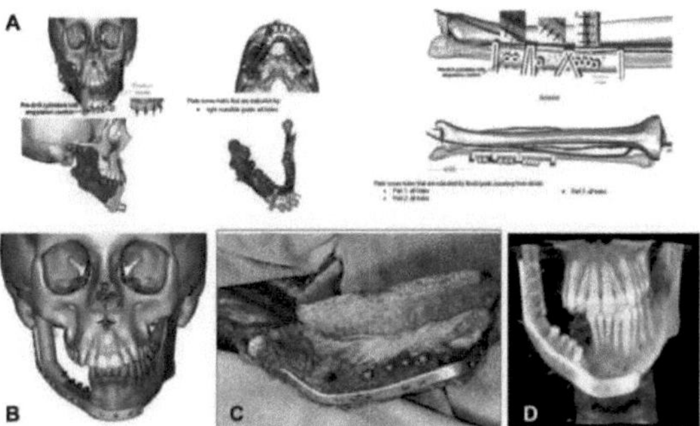

O seu plano cirúrgico é enviado ao cirurgião para aprovação final do projeto antes do fabrico. As guias de corte, a placa de reconstrução, um modelo estéreo-lítico esterilizável opcional e um relatório pormenorizado do plano cirúrgico são enviados ao cirurgião antes da cirurgia (Fig. 2).

Fig. 2. Reconstrução de uma unidade ramo-côndilo mandibular com retalho vascularizado de fíbula. *(A)* Guias de corte personalizadas para a ressecção e colheita do retalho. *(B)* Plano virtual da reconstrução do retalho com os implantes dentários planeados. (*C*) Retalho da fíbula montado utilizando a placa de reconstrução específica do doente com implantes dentários inseridos utilizando as guias de perfuração personalizadas incorporadas na guia de corte da fíbula. *(D)* Tomografia computorizada pós-operatória demonstrando a reconstrução final.

Um estudo multicêntrico de 30 pacientes em 2015 validou este protocolo para a reconstrução de defeitos mandibulares utilizando guias cirúrgicos específicos do paciente e implantes específicos do paciente.[41] Mascha e colegas[42] demonstraram a exatidão da reconstrução mandibular utilizando placas de reconstrução mandibular específicas do paciente, fresadas a partir de blocos de titânio, com resultados ligeiramente melhores em casos de reconstrução aloplástica única em comparação com casos em que foi realizada a reconstrução com retalho ósseo. Quando utilizado em conjunto com a reconstrução de retalho composto (ou seja, fíbula, crista ilíaca e escápula) de defeitos mandibulares complexos, as guias de corte e perfuração específicas do doente que correspondem à placa de reconstrução específica do doente permitem uma orientação 3D exacta dos segmentos do retalho ósseo. A precisão da reconstrução do retalho em comparação com o plano virtual em 6 pacientes foi avaliada por Schepers e colegas,[43] que encontraram um desvio médio de 3,0 mm (desvio padrão de 1,8 mm) e uma angulação média de 4,2° (desvio padrão de 3,2°). Um fator que explica a diminuição da precisão da reconstrução da fíbula em comparação com o plano virtual é o ajuste das guias de corte da fíbula sobre um periósteo intacto, que é arbitrariamente determinado como sendo de 0,4 mm durante o fabrico da guia cirúrgica em CAD/CAM. Embora este estudo tenha tido um pequeno tamanho de amostra, é provável que reflicta uma maior exatidão e precisão em comparação com as técnicas convencionais de reconstrução livre da mão e dobragem intra-operatória, para não falar da diminuição dos tempos cirúrgicos. O mesmo estudo também avaliou a exatidão dos implantes endósseos colocados no momento da reconstrução primária utilizando guias de perfuração específicas do doente e encontrou um desvio de 2,2 mm (desvio padrão de 1,1 mm) e um desvio angular de 10,7° (desvio padrão de 7,6°). Este desvio reflecte provavelmente a diminuição da precisão da adaptação da guia de perfuração da fíbula à fíbula, tendo em conta o periósteo, que é necessário para manter a vascularização. Dois estudos recentes compararam a reconstrução da fíbula de defeitos mandibulares usando implantes específicos do paciente com o método convencional de prebending. Verificou-se um maior grau de desvio do plano virtual no método convencional, mas esta diferença não foi estatisticamente significativa.[44,45]

A reconstrução da maxila e das regiões orbitozigomáticas é igualmente desafiante, dada a complexa anatomia 3D, bem como as suas múltiplas funções, incluindo a separação das cavidades oral e nasal e o suporte da dentição. Melville e colegas[46] publicaram um relato de caso de reconstrução da fíbula de um defeito maxilar (classificação IId de Brown) utilizando guias e implantes específicos para cada paciente. O fluxo de trabalho geral é muito semelhante à reconstrução mandibular utilizando um retalho vascularizado. A placa de reconstrução específica do paciente permitiu uma orientação exacta dos segmentos do perónio, de modo a reconstruir a parte alveolar do defeito cirúrgico. A placa personalizada permitiu a colocação de parafusos em áreas de osso nativo com espessura previsível (ou seja, contrafortes).

Cirurgia ortognática

A cirurgia ortognática foi revolucionada pelos avanços na imagiologia 3D e na tecnologia

CAD/CAM. A cirurgia ortognática tradicional envolve o planeamento pré-cirúrgico utilizando uma análise cefalométrica bidimensional, transferência de arcos faciais, modelos de gesso e uma mesa de modelos Erickson. O modelo cirúrgico é depois transferido para o bloco operatório através de wafers oclusais e a cirurgia é efectuada com miniplacas adaptadas intra-operatoriamente. Graças aos trabalhos de Gateno, Xia e outros pioneiros, este método foi substituído por um planeamento digital com dados 3D, mas o plano cirúrgico continua a ser transferido para o paciente através de bolachas oclusais impressas com base em oclusões "intermédias" e "finais". Embora o planeamento cirúrgico 3D proporcione uma previsão significativa dos problemas que podem ser encontrados no intra-operatório (ou seja, colisão do segmento proximal e distal durante a osteotomia de divisão sagital e interferências ósseas durante a impactação Le Fort I), a cirurgia não replica exatamente o plano cirúrgico porque as osteotomias continuam a ser feitas à mão livre. Em 2013, Li e colegas[47] publicaram uma série de 6 pacientes que foram submetidos a osteotomia Le Fort I utilizando guias de corte e reposicionamento impressos em 3D, em que a posição final da maxila foi determinada utilizando guias de origem óssea, independentemente da oclusão ou da posição da mandíbula. Esta técnica eliminou os potenciais erros causados pela auto-rotação da mandíbula, mas a fixação da posição final da maxila foi conseguida utilizando a técnica convencional de dobragem intra-operatória de placas, que é sensível à técnica e tem a capacidade de introduzir erros. O primeiro relato de caso de implantes específicos do paciente utilizados em cirurgia ortognática na literatura inglesa foi publicado por Philippe[48] em 2013. Neste relato, descreveram um paciente que foi submetido a osteotomia segmentar Le Fort I utilizando guias de corte ósseo que também serviram como guia de broca para fixação final. Após a fratura para baixo e a mobilização dos segmentos Le Fort I, a fixação foi realizada com 3 implantes personalizados sinterizados a laser, fixados com os orifícios pré-perfurados. Foi observada uma discrepância mínima na posição da placa entre o plano cirúrgico virtual e o resultado pós-operatório. A utilização exclusiva de guias ósseas específicas do paciente e implantes específicos do paciente evitou a necessidade de wafers oclusais. Dois estudos maiores publicados em 2015 e 2016 descreveram a utilização de guias de corte e implantes específicos do paciente para a osteotomia Le Fort I em 10 e 32 pacientes, respetivamente.[49,50] O ajuste preciso das placas impressas em 3D foi observado na maioria dos casos. O ajuste inaceitável dos implantes personalizados foi observado em apenas 1 caso no estudo de Suojanen e colegas[50] , e a restante cirurgia foi efectuada utilizando uma pastilha oclusal CAD/CAM e a dobragem tradicional de placas.

Em 2017, Heufelder e colegas[51] publicaram uma série de 22 pacientes que foram submetidos a cirurgia ortognática bimaxilar. Nesta série, todos os pacientes foram submetidos primeiro a uma cirurgia à maxila utilizando guias ósseas específicas do paciente e implantes específicos do paciente fabricados por fusão selectiva a laser. Após o reposicionamento da maxila utilizando a técnica waferless, a cirurgia mandibular foi efectuada de forma convencional utilizando wafers oclusais CAD/CAM na posição final e dobragem intra-operatória de placas de fixação. Quando os resultados pós-operatórios foram comparados com o plano pré-cirúrgico, foram encontrados desvios medianos de 0,3 mm no plano de dimensão esquerda-direita, 0,33 mm na dimensão vertical e 0,7 mm na dimensão antero-posterior. Existem várias vantagens no posicionamento maxilar utilizando guias de corte específicas para cada paciente e implantes específicos para cada paciente: (1) posicionamento 3D exato do maxilar, independentemente da oclusão ou da posição da mandíbula; (2) eliminação da dobragem intra-operatória das placas, que consome tempo, enfraquece a integridade das placas ósseas e pode introduzir erros; (3) eliminação da fixação intermaxilar, que também consome tempo e coloca o pessoal em risco de lesões penetrantes; e (4) colocação precisa do parafuso utilizando guias de broca específicas do doente, concebidas para colocação em osso espesso e para evitar áreas-chave como as raízes dentárias. As desvantagens dos implantes específicos do doente utilizados na osteotomia Le FortI para cirurgia ortognática incluem (1) aumento do custo, alguns dos quais podem ser compensados pela diminuição do tempo no bloco operatório; (2) aumento do tempo de processamento para o fabrico das guias e implantes específicos do doente; (3) incapacidade de alterar o plano intra-operatório nos casos em que o plano virtual não é traduzido com exatidão para o paciente; (4) risco de colocação de parafusos em osso maxilar fino sem a capacidade de alterar a colocação dos parafusos; e (5) imprevisibilidade da estabilidade transversal maxilar em casos de cirurgia segmentar maxilar.

Suojanen e colegas[52] avaliaram a utilização de osteotomia específica do paciente e guias de perfuração e implantes fresados específicos do paciente em 30 pacientes que foram submetidos a avanço mandibular com osteotomia sagital dividida bilateral. Encontraram um ajuste exato dos implantes em 11 pacientes, um ajuste aceitável após modificações em 17 pacientes e um ajuste inaceitável em 2 pacientes. Esta imprecisão deve-se provavelmente à imprevisibilidade no assentamento do segmento proximal e à imprecisão da previsão virtual pré-operatória da divisão sagital. Assim, os investigadores recomendaram que os implantes específicos para cada paciente não devem ser utilizados sem wafers oclusais.

Mais ou menos na mesma altura, um grupo da China publicou uma série de 10 pacientes submetidos a cirurgia bimaxilar sem splint, utilizando implantes específicos do paciente para a maxila e a mandíbula.[53] Notaram pequenas diferenças na posição e orientação entre os resultados planeados e pós-operatórios, mas afirmaram que "todos os pacientes conseguiram uma boa oclusão final sem tração elástica pós-operatória".

Na série publicada por Heufelder e colaboradores,[51] todos os pacientes foram submetidos a cirurgia bimaxilar com a abordagem maxilar primeiro, utilizando implantes específicos do paciente, seguida de cirurgia mandibular utilizando wafers oclusais CAD/CAM e fixação interna através da abordagem convencional. Esta sequência permitiu um posicionamento 3D exato do complexo maxilomandibular com o estabelecimento de uma oclusão final adequada, o que pode não ser conseguido com uma cirurgia ortognática totalmente guiada, utilizando exclusivamente guias ósseos e implantes específicos do paciente (Fig. 3).

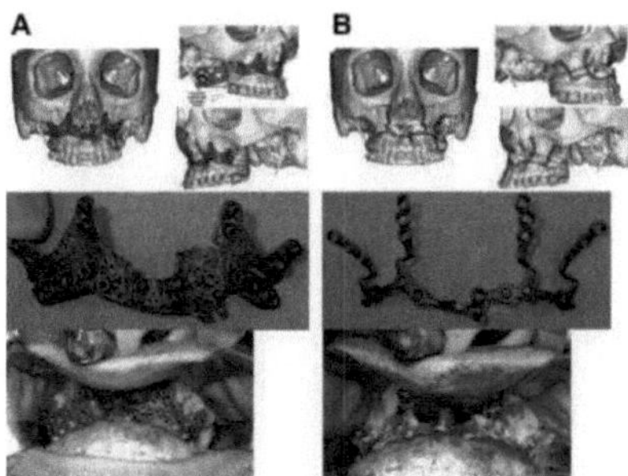

Fig. 3. Cirurgia ortognática utilizando guias de corte específicas para cada paciente *(A)* e implantes específicos para cada paciente *(B)*.

Uma vez que o estabelecimento de uma oclusão normal é um dos principais objectivos da cirurgia ortognática, esta parece ser uma abordagem prudente da incorporação de implantes específicos do doente na cirurgia ortognática.

Direção futura

O enxerto ósseo autógeno continua a ser o padrão de ouro para a reconstrução do esqueleto maxilofacial porque as propriedades biomecânicas são as que melhor correspondem às do tecido em falta que se pretende substituir. Em determinadas áreas de reconstrução, são utilizados implantes de liga de titânio específicos para o paciente para um posicionamento e fixação precisos dos enxertos ósseos autógenos (ou seja, fíbula vascularizada e crista ilíaca não vascularizada). Noutras áreas, como a reconstrução da ATM e a reparação de fracturas orbitárias, a reconstrução da sola com materiais aloplásticos tornou-se mais popular devido à melhor personalização dos implantes e à prevenção da morbilidade do local doador com uma baixa taxa de complicações. Idealmente, a reconstrução utilizando um material autógeno idêntico ao defeito cirúrgico em tamanho e forma seria o melhor para a restauração da forma e da função. Os avanços na engenharia de tecidos utilizando moldes e células estaminais permitirão em breve a reconstrução de defeitos ósseos utilizando osso autógeno sem a necessidade de morbilidade significativa da zona dadora.

Os implantes personalizados específicos para cada doente, fabricados com células estaminais autógenas derivadas de tecido adiposo (ASCs) em bioreactores personalizados, já provaram a sua eficácia e superioridade em relação aos implantes tradicionais em estudos com animais de grande porte. Bhumiratana e colegas[54] demonstraram que foram cultivados e implantados enxertos ósseos anatomicamente correctos a partir de ASC em mini-porcos de Yucatan para reconstruir a unidade ramo-côndilo (Fig. 4).

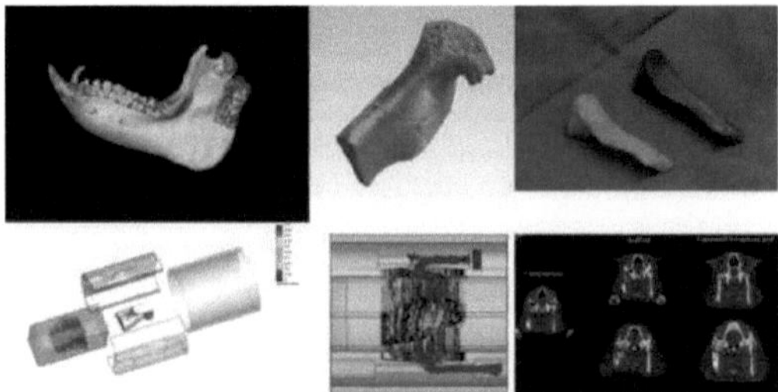

Fig. 4. Suporte de osso bovino de forma personalizada e biorreactor personalizado ilustrando o fluxo de nutrientes para a manipulação de células estaminais.

Os enxertos de células estaminais personalizados foram testados em comparação com os enxertos sem enxerto e com a estrutura de suporte apenas, tendo-se verificado que apresentavam características superiores em termos de resistência, volume e forma. Verificou-se também que os enxertos de células estaminais beneficiavam de propriedades anti-reabsortivas.

A necessidade de alternativas de reconstrução com disponibilidade sintética que permita procedimentos de uma única etapa e evite a morbidade do local doador é fundamental para a evolução de implantes específicos para cada paciente. Felizmente, os avanços na tecnologia e nos biomateriais oferecem-nos uma oportunidade real de introduzir produtos regenerativos que podem ser impressos na forma, tamanho, forma e arquitetura desejados. As ferramentas que podem ser facilmente impressas e que têm a vantagem da esterilidade, das propriedades antimicrobianas e da capacidade de regeneração oferecem possibilidades muito interessantes. Anos de desenvolvimento trouxeram-nos até este ponto, onde estamos prontos para testar e desenvolver esta tecnologia.

RESUMO

Os implantes específicos para cada paciente são a resposta da cirurgia oral e maxilofacial à medicina personalizada. Embora esta tecnologia seja utilizada há muitos anos em algumas áreas, como a substituição total da articulação da ATM, é relativamente nova noutras áreas, como a reconstrução e a cirurgia ortognática. Os avanços na tecnologia CAD/CAM com custos decrescentes continuarão a permitir que este campo evolua de forma a melhorar a precisão, a eficiência e o resultado global.

CIRURGIAS ASSISTIDAS POR ROBOT NA ÁREA ORAL E MAXILOFACIAL

INTRODUÇÃO

Continuaram a ser feitos esforços no sentido da cirurgia minimamente invasiva (MIS), sendo que a cirurgia da cabeça e do pescoço requer incisões que deixarão cicatrizes longas e visíveis para serem utilizadas na abordagem da lesão. No entanto, devido à dificuldade de ligadura de estruturas neurovasculares, visualização de campos cirúrgicos e proximidade de estruturas anatómicas críticas, só recentemente se verificaram avanços significativos nas técnicas minimamente invasivas aplicadas à cirurgia oral e maxilofacial.[55,56] Uma série de tentativas de alcançar a MIS foram feitas usando endoscopia, mas não era tão fácil de operar. Dado que os sistemas cirúrgicos robóticos podem colmatar estas deficiências, a utilização de robôs na cirurgia da cabeça e pescoço e maxilofacial tornou-se recentemente mais comum.

Para o efeito, tomámos emprestada a forma de uma revisão narrativa, que é conhecida como uma revisão não sistemática e que fornece sínteses narrativas abrangentes, relativamente à informação relatada até à data e à nossa experiência.

HISTÓRIA

A utilização de robôs no domínio da medicina começou com a utilização de agulhas em biopsias cerebrais em 1985.[56] Introduzido em 1994, o sistema robótico de primeira geração AESOP (Automated Endoscopic System for Optimal Positioning) foi frequentemente utilizado em cirurgias cardíacas, urológicas e ginecológicas, embora apresentasse várias deficiências. O Sistema Cirúrgico Robótico ZEUS de segunda geração foi introduzido em 2001.[57] Se o Zeus se destinava a cirurgiões habituados ao laparoscópio, a terceira geração do sistema da Vinci (Intuitive Surgical Inc., Sunnyvale, CA, EUA) era mais vocacionada para a cirurgia aberta, tendo sido utilizada pela primeira vez em cirurgia da região da cabeça e pescoço (cf. excisão de um quisto valvular em 2005) e tendo sido aprovada pela FDA em 2009 para utilização em cancros T1 e T2.[58]

O Da Vinci, que continua a ser o sistema cirúrgico mais recente, foi objeto de vários desenvolvimentos. A plataforma Da Vinci de porta única (SP) permite uma abordagem menos invasiva do que as portas múltiplas.[59]

VANTAGENS

Cosmesis

Ao contrário das abordagens convencionais, que requerem 10-15 cm de incisão transcervical para divisão do lábio, a cirurgia robótica que utiliza abordagens transaxilares ou retro-auriculares produz naturalmente melhores resultados estéticos. Os estudos de Ji e Lee que avaliaram a cosmese pós-operatória da cirurgia robótica na região da cabeça e do pescoço utilizando um sistema de pontuação observaram resultados superiores aos das abordagens convencionais.[60]

COMPLICAÇÕES

Ao permitir uma abordagem transoral ou retro auricular, mesmo em casos que requerem uma abordagem transcervical, ou mandibulotomia com divisão do lábio, a cirurgia robótica pode reduzir os danos funcionais e diminuir a perda de sangue com base em critérios como o número de transfusões ou o tempo médio de permanência no dreno.[61] A duração do internamento hospitalar, a fuga de quilo, o hematoma, a fraqueza nervosa, o seroma, as infecções da ferida e a drenagem da ferida foram avaliados para comparar a evolução pós-operatória das cirurgias assistidas por robô com as cirurgias convencionais. De acordo com uma meta-análise realizada por Sukato *et al.*[62] , não houve diferença na morbidade das complicações locais entre os grupos robótico e convencional, nem houve diferença estatisticamente significativa no tempo de internação hospitalar. Além disso, a linha de incisão distante do sítio cirúrgico apresenta claras vantagens durante a radioterapia *(Figura 1)*.

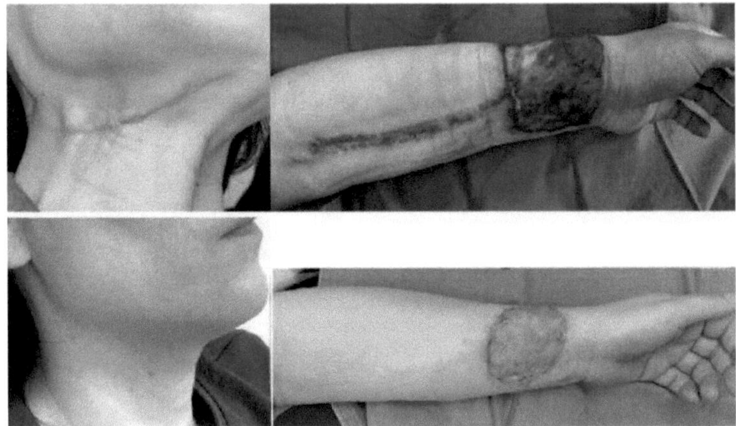

Figura 1 Comparação das cicatrizes pós-operatórias. (A, B) Fotografia pós-operatória de um doente submetido a esvaziamento cervical e reconstrução com retalho livre do antebraço para cancro da língua. Note as cicatrizes visíveis. (C, D) Fotografia pós-operatória de um doente submetido a esvaziamento cervical assistido por robô e colheita de retalho livre do antebraço assistida por robô. A cicatriz do pescoço é indetetável e a cicatriz do antebraço está restrita à região do retalho, sem cicatriz de incisão longa após a colheita do pedículo.

Pessoal médico mínimo necessário

Apenas um cirurgião e um ou dois enfermeiros são necessários para cirurgias que normalmente exigiriam pelo menos três cirurgiões e dois enfermeiros.[56]

Segurança oncológica

Uma vez que a cirurgia robótica é relativamente recente e não existem ensaios de controlo prospectivos e aleatórios[58] , a segurança oncológica ainda não foi totalmente avaliada. O conceito de "rendimento linfonodal" surgiu como um fator de avaliação da segurança oncológica da cirurgia robótica porque se torna um importante fator de prognóstico para a sobrevivência num período de seguimento limitado.[63] Além do rendimento linfonodal, a taxa de recorrência local também não mostra diferença estatisticamente significativa entre os dois grupos na região maxilofacial de Oro, bem como no caso do esvaziamento cervical que acompanha a tireoidectomia.[62]

LIMITAÇÕES

Falta de feedback háptico

É impossível sentir a resistência, a força e a pulsação dos tecidos diretamente através dos robôs cirúrgicos atualmente disponíveis. Embora as pistas visuais possam compensar a falta de feedback háptico, foram comunicadas várias rupturas de cápsulas no caso de tumores capsulados, como os adenomas pleomórficos, devido à falta de feedback háptico durante a preensão e a dissecação.[57] Os desenvolvimentos futuros irão provavelmente proporcionar feedback háptico para reduzir a rutura da neoplasia e o tempo de operação, embora várias experiências cirúrgicas possam permitir essa melhoria mesmo sem feedback háptico.[64]

Complexidade e custo

O processo de acoplamento e a cirurgia em si requerem uma quantidade específica de tempo e formação para garantir a fluência. São disponibilizados programas de formação estruturados para obter essa competência. Como a cirurgia robótica não é coberta pelo sistema nacional de seguros de saúde, os doentes têm de pagar custos consideráveis. No entanto, a cobertura dos seguros varia consoante os países para este tipo de procedimento, que é normalmente mais dispendioso do que as cirurgias convencionais. Para além disso, o edema da língua devido aos tempos de operação semelhantes ou ligeiramente mais longos em comparação com os métodos convencionais[65] , a dificuldade de acesso devido ao limite do espaço entre a pele e o espaço subplatismal na cabeça e no pescoço.

APLICAÇÕES CLÍNICAS

Remoção de um tumor

Os tumores da cabeça e do pescoço são frequentemente ressecados, incluindo estruturas essenciais para a fala e a deglutição, como a faringe e a laringe. No entanto, podemos ver em vários exemplos que os robots se aproximam dos tecidos normais com uma invasão mínima, preservando assim tanto quanto possível a pronúncia e a função de deglutição.[58,66,67] Do mesmo modo, vários estudos relataram uma recuperação funcional significativamente melhor com a utilização de robôs, medida pelos seguintes critérios: proporção de margem operatória negativa, sobrevivência sem recidiva e sem doença, sobrevivência global, risco de hemorragia e taxa de inserção de tubo de gastrotomia ou traqueia. A qualidade de vida dos doentes submetidos a cirurgia robótica transoral

(TORS) diminuiu significativamente durante 3-6 meses após a cirurgia, regressando depois à condição pré-operatória um ano mais tarde.[69] Além disso, Park et al. demonstraram que a cirurgia robótica resulta numa diminuição significativa da dor e da ansiedade no pós-operatório, bem como numa recuperação mais rápida do apetite.[68]

A remoção de um tumor do espaço parafaríngeo requer acesso através do pescoço, muitas vezes combinado com mandibulotomia, resultando em cicatrizes visíveis e, em alguns casos, complicações relacionadas com a mandibulotomia. A TORS tem mostrado vantagens sobre os métodos tradicionais em termos de incidência de complicações e sangramento pós-operatório.[65] Lee et al. mostraram que o grupo TORS teve tempos de operação mais curtos, recuperação mais rápida da deglutição e menor tempo de internação hospitalar do que o grupo convencional.[69] Embora a abordagem transcervical seja inevitavelmente necessária no caso, por exemplo, de excisões da glândula submandibular, é possível obter uma "cicatriz invisível" utilizando uma abordagem retro auricular ou uma incisão de lifting facial modificada. Para além deste benefício estético, a cirurgia robótica oferece uma vantagem técnica: enquanto as cirurgias abertas requerem uma mudança inconveniente de instrumentos para utilizar um neuroestimulador, um robô com um neuroestimulador acoplado emite um som de aviso quando o braço do robô toca num nervo.

Dissecção do pescoço

A primeira dissecção do pescoço utilizando um robô, através da abordagem transaxilar, foi relatada por Kang et al.[70] Kang et al. também relataram que cicatrizes longas e visíveis e a diminuição do desempenho muscular causada pela dissecção em áreas profundas eram evitáveis. No entanto, devido à dificuldade de dissecar os Níveis I e IIB com a abordagem transaxilar, Lee et al. desenvolveram e relataram a abordagem retroauricular, ou face-lift. Embora o esvaziamento cervical assistido por robot seja obviamente mais demorado do que a cirurgia aberta, a hemorragia intra-operatória, a recorrência nodal, a drenagem pós-operatória e o internamento hospitalar são semelhantes aos das cirurgias abertas e os doentes estão bastante satisfeitos com a estética pós-operatória.[61]

Fenda palatina

A cirurgia robótica para a fenda labial e palatina está ainda na sua fase inicial. Nadjmi relatou que a reconstrução do sling muscular demorou uma média de 9,5 meses (n=10), muito mais tempo do que com as cirurgias convencionais, mas com uma estadia hospitalar e recuperação funcional significativamente mais curtas.[71] Nadjmi atribui estes resultados à precisão da dissecção robótica, que reduz os danos na vascularização e inervação dos músculos.

Reconstrução microvascular com retalhos livres

Mesmo com abordagens retroauriculares ou extensão parcial para as incisões pré-auriculares, retalhos grandes, como os osteocutâneos fibulares, podem ser posicionados e realizados com anastomoses *(Figura 2),* resultando em resultados mais estéticos do que em procedimentos cirúrgicos convencionais que requerem abordagens transcervicais *(Figura 3).*

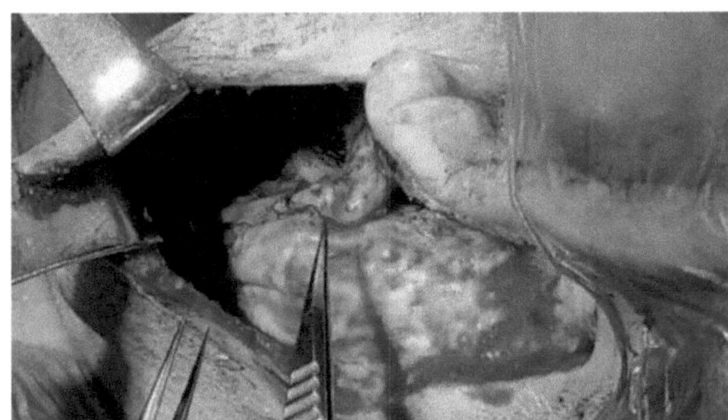

Figura 2 A visão da anastomose vascular é assegurada através das incisões do lifting facial.

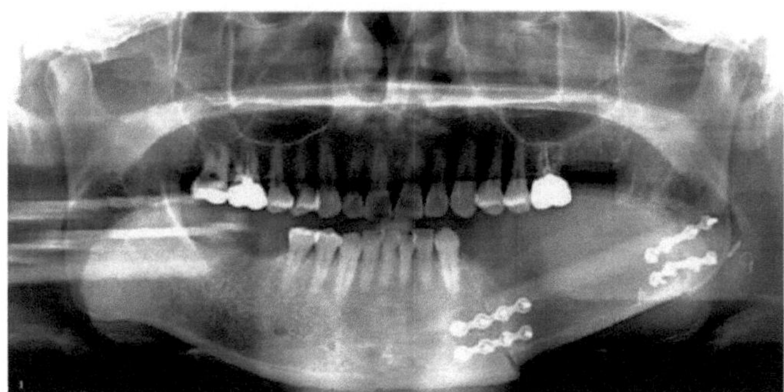

Figura 3 Fotografias pós-operatórias de um doente submetido a dissecção selectiva do

pescoço (níveis I, II, III), ressecção segmentar da mandíbula e reconstrução com retalho livre osteocutâneo da fíbula por via intra-oral e retroarticular. A cirurgia não deixou vestígios visíveis. Esta imagem foi publicada com o consentimento do paciente.

A redução da cicatriz é imperativa, não só na colocação do retalho, mas também na colheita do retalho, e é viável com robôs.[72] A utilização de robots para a colheita de retalhos livres do antebraço radial pode proporcionar um resultado pós-operatório superior, tanto em termos estéticos como de complicações *(Figura 1)*. A cirurgia maxilofacial assistida por robô com reconstrução de retalho livre não apresenta diferenças estatisticamente significativas em comparação com as abordagens convencionais na morbidade da infeção pós-operatória, tempo de drenagem e permanência na UTI ou no hospital.[61]

CONCLUSÃO E PERSPECTIVAS

Atualmente, o robô não pode realizar cirurgias que envolvam a manipulação do osso, como a osteotomia ou a ostectomia. Os avanços que permitem a realização de osteotomias podem levar ao desenvolvimento e à utilização generalizada de robots no domínio das cirurgias craniomaxilofaciais, que envolvem frequentemente a manipulação de ossos. A flexibilidade e a miniaturização da multiporta também são necessárias. Para além das considerações técnicas, espera-se que a inteligência artificial (IA) e a tecnologia de imagiologia sejam habitualmente incorporadas nos sistemas cirúrgicos robóticos, aumentando ainda mais a sua utilidade.

As cirurgias guiadas por imagem, realizadas após a injeção de corante ICG nos vasos sanguíneos, têm sido utilizadas para delinear a margem do cancro em urologia, hepatobiliar e cirurgia colorrectal, bem como para explorar os nódulos sentinela; há também relatos de robôs utilizados na monitorização do pedículo do retalho. A câmara do Da Vinci tem um sistema de infravermelhos próximos (NIR) incorporado que pode ser ativado simplesmente com o dedo.

Espera-se uma melhor interação entre o robô e o ambiente para tarefas cirúrgicas simples, como suturar; reconhecer o olhar, os gestos ou a voz do cirurgião; e fazer com que o robô faça o trabalho de uma enfermeira, como mudar de ferramentas. Além disso, a aprendizagem por reforço baseada em modelos visuais pode levar à execução robótica de tarefas complexas, como procedimentos cirúrgicos.[73] Por fim, ao utilizar uma grande base de dados de procedimentos cirúrgicos, o processo de aprendizagem profunda não só reduzirá situações inesperadas durante a cirurgia, como também evitará situações perigosas em espaços fechados (por exemplo, artroplastia), estabelecendo limites seguros.[56]

NAVEGAÇÃO DINÂMICA PARA CIRURGIA DE IMPLANTES DENTÁRIOS

INTRODUÇÃO

Os implantologistas têm várias opções no que diz respeito ao planeamento e colocação de implantes. O planeamento e a colocação de tratamentos com implantes dentários beneficiaram da aceleração das capacidades tecnológicas de imagiologia em consultório e de software complexo de simulação e planeamento. A combinação de software e imagiologia permitiu o desenvolvimento de guias de implantes estáticos para obter uma precisão previsível na colocação de implantes.

A navegação dinâmica (DN) melhorou o processo, fornecendo aos cirurgiões uma ferramenta de navegação em tempo real para melhorar a precisão da colocação de implantes. Atualmente, a DN é utilizada por muitas especialidades médicas, incluindo oftalmologia, otorrinolaringologia, ortopedia, cirurgia vascular, neurocirurgia e oncologia cirúrgica. Estas especialidades utilizam rotineiramente a DN para realizar procedimentos simples e complexos com maior exatidão e precisão. No campo da medicina dentária, a DN tem sido historicamente utilizada principalmente por cirurgiões orais e maxilofaciais no hospital. Os sistemas médicos de DN utilizados foram concebidos principalmente para procedimentos craniomaxilofaciais, tais como procedimentos ortognáticos, de trauma, de reconstrução de patologias e de localização de corpos estranhos na cabeça e no pescoço. Nos Estados Unidos, foi introduzido em 2000 um sistema DN para auxiliar na colocação de implantes dentários em ambulatório. Posteriormente, foram aprovados sistemas adicionais para esta indicação. O fluxo de trabalho atual do DN requer (1) a obtenção de um exame tridimensional (3-D) com sistemas de marcação fiducial rigidamente fixados ou previsivelmente reproduzíveis e precisos; (2) planeamento virtual de implantes; (3) calibração e registo de marcadores fiduciais, broca de implante e comprimentos de broca com matrizes de rastreio anexadas; e (4) osteotomia e colocação de implantes de acordo com a imagem 3-D no ecrã de navegação.

ABORDAGEM À MÃO LIVRE

Atualmente, a maioria dos implantes dentários é colocada à mão livre, sem qualquer forma de planeamento 3D por computador. O cirurgião cria uma osteotomia utilizando apenas os dentes adjacentes e opostos como referência para a posição, e coloca o implante à mão livre. Quando coloca vários implantes para restaurar vários dentes adjacentes em falta, é frequentemente utilizado um compasso ou uma sonda periodontal para assegurar o espaçamento adequado dos implantes numa dimensão mesiodistal. As radiografias intra-operatórias podem ou não ser efectuadas para avaliar a osteotomia e a posição do implante. O fator mais importante, no entanto, é a emergência clínica do implante numa posição restaurável. A posição e a angulação podem ser estimadas com a utilização de indicadores de direção, mas a posição final deve ser avaliada no momento da colocação pelo cirurgião. Muitas das complicações associadas à colocação de implantes dentários podem estar diretamente relacionadas com um posicionamento impreciso. Estas incluem as seguintes:

- Danos no nervo alveolar inferior
- Hematoma do pavimento da boca
- Danos nas raízes adjacentes
- Infecções sinusais secundárias a perfurações sinusais inadvertidas
- Implantes fracturados devido a carga fora do eixo
- Periimplantite devido a impactação de alimentos e carga fora do eixo
- Estética deficiente devido a osso bucal, labial e tecido mole finos
- Perda óssea interproximal secundária à colocação de implantes demasiado perto dos dentes e implantes adjacentes.
- Aumento da complexidade e do custo das próteses

A tomada de decisões intra-operatórias, a previsibilidade e a dificuldade em visualizar a posição e angulação ideais com uma abordagem à mão livre orientaram os dentistas para a utilização de técnicas mais avançadas no planeamento e colocação de implantes.

ABORDAGEM GUIADA ESTÁTICA

Para ajudar na posição e angulação, podem ser utilizados vários tipos de guias cirúrgicas. O tipo mais básico é um guia cirúrgico estático baseado num molde de pedra. As guias cirúrgicas de implantes baseadas em gesso ajudam a assegurar a posição restaurável adequada do implante, mas não têm em consideração a morfologia óssea. O avanço da cirurgia de implantes guiada por computador, também referida como cirurgia guiada ou navegação estática, utiliza modelos cirúrgicos de conceção e fabrico assistidos por computador com base no planeamento digital da posição do implante, tendo em consideração a restauração e a anatomia óssea, num software de planeamento especializado.[74] Foram identificados vários factores que influenciam a precisão dos implantes colocados utilizando a cirurgia guiada. A precisão da tomografia computorizada de feixe cónico (CBCT), a correspondência do modelo com o ficheiro CBCT, a precisão do fabrico da guia, a tolerância da manga da guia, o suporte tecidular da guia, o assentamento exato da guia, a abertura máxima do paciente, a técnica totalmente ou semi-guiada e a experiência do operador foram todos citados[74] Os implantes colocados utilizando uma abordagem guiada apresentam menos desvios e maior previsibilidade do que a colocação à mão livre, mesmo para cirurgiões experientes.[75] Existem também vários cenários clínicos em que uma cirurgia guiada estática pode ser um desafio ou não ser possível, tais como um doente com uma abertura máxima estreita que não permite a utilização da guia e brocas de implante mais longas ou uma distância interdentária limitada que não permite a colocação de tubos guia. Embora, em média, a colocação de implantes utilizando a cirurgia guiada estática seja muito precisa, é possível, devido a discrepâncias na CBCT e/ou colocação incorrecta da guia, que ocorram desvios grosseiros na posição.

TECNOLOGIA DE NAVEGAÇÃO DINÂMICA

Os sistemas DN disponíveis nos Estados Unidos são uma forma de cirurgia assistida por computador (CAS) que utiliza o rastreio ótico. Existem 2 tipos de sistemas de seguimento ótico do movimento: activos e passivos. As matrizes do sistema de rastreio ativo emitem luz infravermelha que é rastreada para câmaras estéreo, e as matrizes do sistema de rastreio passivo utilizam esferas reflectoras para refletir a luz infravermelha emitida por uma fonte de luz de volta para uma câmara. O doente e a broca têm de estar sobre a linha de visão da câmara de seguimento[76] (Fig. 1). O sistema mais atual

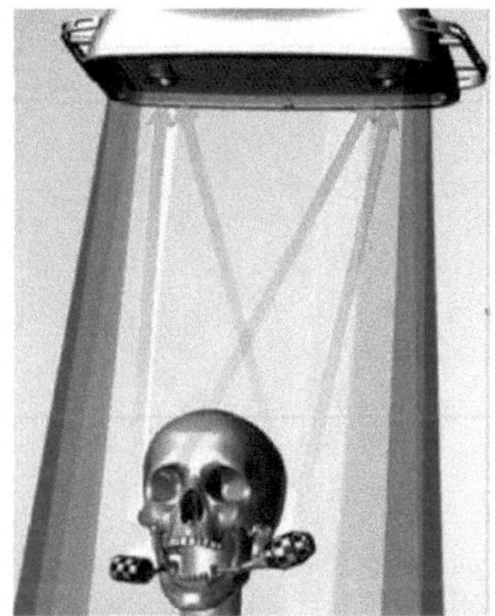

Fig. 1. O doente e a broca devem estar sobre a linha de visão da câmara de seguimento.
(Cortesia da X-Nav Technologies, Lansdale, Pensilvânia).

A tecnologia DN normalmente utilizada é passiva. A luz é projectada a partir de uma fonte de luz de díodo emissor de luz acima do doente. A luz é projectada para baixo, para o doente e para o campo cirúrgico. A luz é reflectida nas matrizes de seguimento (matrizes com padrão passivo) fixadas no doente e no instrumento cirúrgico que está a ser seguido. A luz reflectida é captada por um par de
de câmaras estéreo acima do doente. O sistema DN calcula então a posição do doente e dos instrumentos relativamente ao plano pré-cirúrgico.

DENTADO PACIENTE FIDUCIAL

No paciente dentado, o clipe fiducial permite que seja feita uma impressão dos dentes do paciente (Fig. 2). Esta impressão assegura que o clip fiducial é firmemente suportado pelos dentes e que o clip fiducial vai sempre para o mesmo local na boca do doente quando este está sentado. É importante que o exame de tomografia computorizada (TC) seja efectuado com o clip fiducial corretamente colocado na boca do doente, sem qualquer movimento ou oscilação do clip fiducial. A secção de fixação do braço rastreador do clipe fiducial deve estar no lado bucal ou na bochecha do paciente. O clip fiducial deve ser colocado na arcada onde o cirurgião está a colocar os implantes, mas sem interferir com a perfuração dos implantes. Além disso, deve ser colocado de forma a minimizar a interferência ótica das mãos e instrumentos dos cirurgiões ou assistentes. Os dentes que são móveis, que servem de pônticos numa ponte ou que têm fios ortodônticos devem ser evitados.

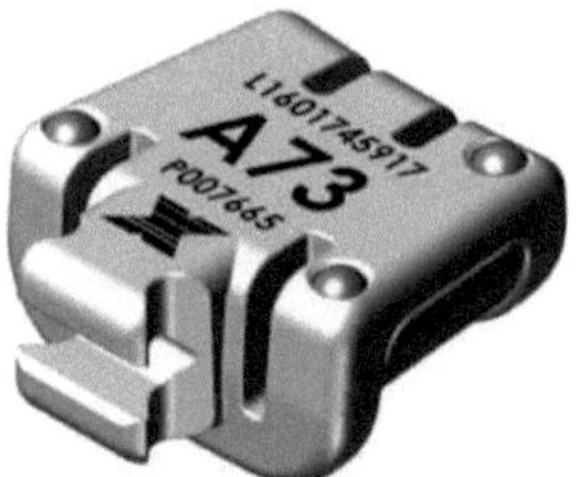

Fig. 2. No paciente dentado, o clipe fiducial permite que seja feita uma impressão dos dentes do paciente. (Cortesia da X-Nav Technologies, Lansdale, Pensilvânia).

O clip fiducial é colocado num banho de água quente a uma temperatura de 140_F a 160_F (60_C- 71_C) durante aproximadamente 3 minutos a 5 minutos. Quando o termoplástico do clip fiducial estiver transparente, está pronto a ser utilizado. O clip fiducial deve arrefecer durante aproximadamente 1 minuto para atingir uma temperatura de superfície inferior a 104_F (40_C). O clip fiducial é colocado em 3 dentes, assegurando uma distância igual nos lados vestibular e lingual, com o braço rastreador posicionado no lado vestibular. Aplica-se uma pressão vertical até que a superfície de plástico não possa ir mais longe. Uma vez efectuada uma impressão adequada, o clip fiducial é removido sem qualquer movimento de balanço e colocado num banho de água fria. O clip fiducial é então experimentado de novo na boca do doente para confirmação da exatidão e para assegurar que não há impacto nos tecidos moles. O clip fiducial não deve ter qualquer mobilidade quando colocado. Se existirem coroas clínicas curtas ou dentes sem rebaixos, pode adicionar compósito às superfícies vestibulares e oclusais dos dentes associados para ajudar a criar uma inserção imóvel do clip fiducial. Se forem colocados vários clipes fiduciais na boca para um caso de arco duplo ou precisão adicional, o cirurgião deve certificar-se de que os clipes fiduciais não se tocam.

FIDUCIAL PARA PACIENTES EDÊNTULOS

Um caso de um doente edêntulo requer a colocação de fiduciais (pequenos parafusos) no osso do doente para facilitar o registo no exame de TC. Os fiduciais podem ser colocados através do tecido mole do paciente através de pequenas incisões apicais na junção mucogengival ou diretamente no osso exposto através da colocação de um retalho. O

82

cirurgião deve usar de discrição ao decidir a localização dos fiduciais edêntulos. Os fiduciais edêntulos são também utilizados no processo pré-operatório para registo no software antes da cirurgia. Ao colocar os fiduciais edêntulos na mandíbula, devem ser colocados parafusos curtos de 4 mm para evitar danos no nervo alveolar inferior. Os parafusos devem ter 1,5 mm de diâmetro, 4 mm ou 5 mm de comprimento, ser auto-perfurantes, auto-roscantes, de baixo perfil e estáveis.

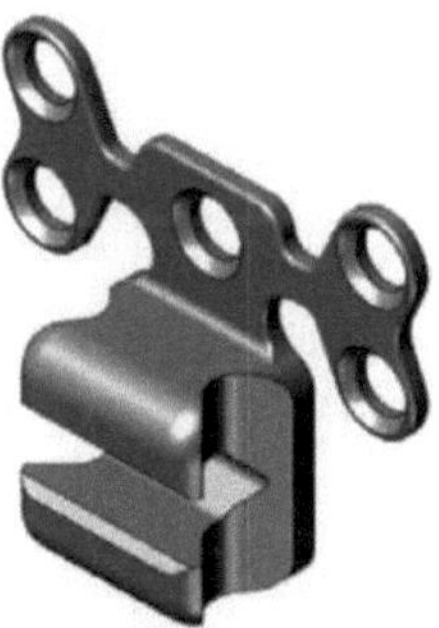

Fig. 3. Um mínimo de 4 fiduciais deve ser colocado e espalhado por toda a arcada, deixando espaço para uma placa fiducial edêntula a ser inserida no momento da cirurgia. (Cortesia de X-Nav Technologies, Lansdale, Pennsylvania).

Normalmente, recomenda-se um parafuso de 4 mm na mandíbula posterior ou em áreas de osso cortical denso e parafusos de 5 mm ou mais na maxila ou em regiões de osso enxertado imaturo e macio. Os fiduciais edêntulos devem ser colocados na arcada onde os implantes serão colocados. Se os implantes forem colocados tanto no maxilar como na mandíbula, então os fiduciais edêntulos devem ser colocados em ambas as arcadas. Se estiver prevista uma redução óssea vertical, os fiduciais edêntulos devem ser colocados apicalmente à área de redução óssea proposta. O nervo alveolar inferior e o nervo infra-orbital devem ser considerados e evitados aquando da colocação dos fiduciais. Um mínimo de 4 fiduciais deve ser colocado e espalhado por toda a arcada, deixando espaço para uma placa fiducial edêntula (Fig. 3) a ser inserida no momento da cirurgia.

AQUISIÇÃO DE IMAGENS E PLANEAMENTO DE SOFTWARE

A aquisição de imagens inclui a obtenção de ficheiros 3-D, normalmente uma TCFC em formato Digital Imaging and Communications in Medicine (dicom). O campo de visão da TCFC ou da TAC deve incluir o local da cirurgia e todos os fiduciais. O exame é obtido com o plano de oclusão do local do implante paralelo ao pavimento. Um ponto importante relacionado com a aquisição da TCFC que é frequentemente ignorado é a separação dos tecidos moles durante a obtenção da imagem. Para efeitos de planeamento de implantes dentários, coloque um rolo de algodão ou um material radiolúcido entre a dentição e a mucosa bucal/labial para criar uma zona de contraste de ar. Isto permite que o tecido mole na região da margem gengival livre seja visualizado no CBCT. A digitalização dupla é o termo utilizado quando um aparelho dentário, como um conjunto de próteses, é sobreposto à tomografia computorizada de um paciente. Se for utilizada uma técnica de digitalização dupla, deve aplicar pelo menos cinco fiduciais de 2 mm à prótese. Obtém-se um exame de TC de alta resolução da prótese isoladamente e, em seguida, obtém-se um exame de TC separado com a prótese na boca do doente, certificando-se de que não perturba os fiduciais no doente e na prótese. Outra alternativa é a utilização de um scanner intra-oral (IOS). Um IOS fornece uma imagem de superfície 3-D da dentição e oclusão do doente. Não se trata de imagens volumétricas; as imagens IOS são uma superfície. As imagens IOS têm um elevado grau de precisão para impressões unitárias e quadrantes. Quando são digitalizadas arcadas completas, a precisão diminui.[77] A equipa de implantes pode desejar obter imagens IOS do doente antes da extração dos dentes. Se a oclusão não for alterada, estas imagens podem ser guardadas para utilização posterior no planeamento da posição ideal do implante e no fabrico de provisórios. Depois de as imagens serem adquiridas e armazenadas, são carregadas no software de planeamento do tratamento. Existem inúmeros pacotes de software disponíveis, mas devem estar presentes algumas características-chave relacionadas com o processamento e análise de imagens. O software deve ser capaz de importar e exportar formatos de ficheiros genéricos (dicom e.stl), sobrepor os ficheiros 3-D, efetuar a sobreposição dicom de varrimento duplo e exportar as imagens num sistema de coordenadas comum como um item individual ou fundido. Quando estas imagens limpas. stl são sobrepostas nos dados da CBCT, as imagens combinadas permitem à equipa de implantes planear, com as estruturas ósseas, dentárias e de tecidos moles claramente visíveis, juntamente com a oclusão do doente. Ao iniciar o planeamento no software DN, é desenvolvida uma curva panorâmica para a arcada que necessita de implantes no plano axial do exame do paciente. Na mandíbula, o nervo alveolar inferior também pode ser identificado e marcado. É efectuada a fusão da digitalização do doente com a imagem IOS ou a digitalização da prótese, assegurando a existência de várias áreas de coordenação entre as imagens para garantir a precisão da fusão. O planeamento dos implantes deve ser orientado para a restauração. Isto começa com a avaliação da oclusão e a colocação do envelope de restauração dos dentes virtuais na posição oclusal correcta. Isto pode ser efectuado utilizando coroas de implantes virtuais disponíveis no software DN. Outra opção é utilizar um software protético separado para planear as restaurações. O plano é então exportado do software protético e importado como um ficheiro .stl para o software DN. Quando a coroa do implante estiver finalizada, os implantes virtuais devem estar corretamente alinhados por baixo das coroas virtuais para uma emergência ideal no espaço protético. O software DN permite o desenho de um implante genérico ou de um implante previamente especificado, o diâmetro da plataforma do implante, o diâmetro do ápice do implante, o comprimento do implante e a altura e ângulo do pilar (Fig. 4). Ferramentas adicionais no software DN permitem o espelhamento para alinhar implantes numa arcada e o paralelismo de implantes adjacentes.

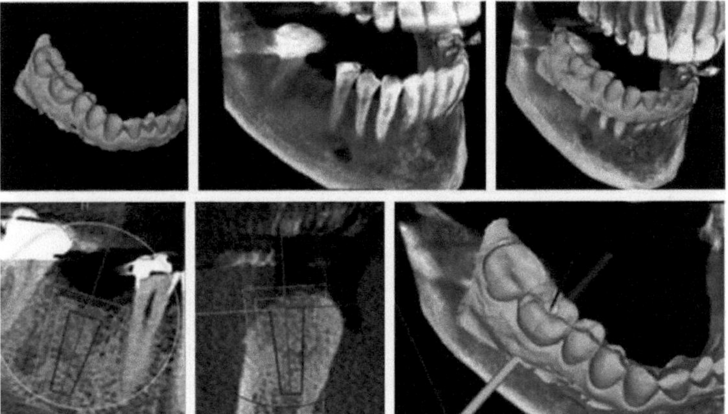

Fig. 4. O software DN permite o desenho de um implante genérico ou de um implante previamente especificado, o diâmetro da plataforma do implante, o diâmetro do ápice

do implante, o comprimento do implante e a altura e ângulo do pilar.

Calibração

Os instrumentos a serem seguidos pelo sistema durante a cirurgia devem ser calibrados. A geometria das matrizes de seguimento em relação ao instrumento utilizado deve ser determinada pelo sistema de seguimento. As peças montadas devem ser colocadas em frente das câmaras estéreo para que o software possa "aprender" a sua geometria. Os instrumentos a calibrar incluem a peça de mão contra-ângulo, a peça de mão reta e a ferramenta de sonda.

Registo

Também é necessário "ensinar" ao sistema DN a geometria da matriz de seguimento do doente relativamente aos fiduciais e, consequentemente, aos implantes planeados. Este processo é designado por registo. Existe um fluxo de trabalho de registo específico tanto para o doente dentado como para o doente edêntulo.

Fluxo de trabalho

O utilizador pode selecionar uma peça de mão contra-ângulo, uma ferramenta de sonda e uma peça de mão direita. No mínimo, o utilizador deve selecionar uma peça de mão. O fluxo de trabalho ajusta-se para permitir a calibração dos itens seleccionados. A calibração dos instrumentos ocorre a cerca de 60 cm a 80 cm da câmara. A peça de mão de contra-ângulo, juntamente com o rastreador de peça de mão, é montada e calibrada (Fig. 5). A peça de mão é rodada de modo a que a câmara possa localizar e identificar os padrões no dispositivo de seguimento da peça de mão. Após a calibração da peça de mão, há

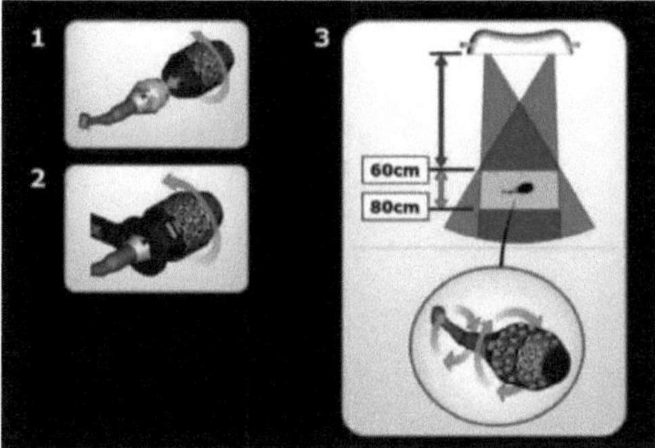

é uma calibração de mandril de peça de mão contra-ângulo (Fig. 6). A peça de mão é fixada ao mandril e depois o motor da broca é

Fig. 5. A peça de mão de contra-ângulo, juntamente com o rastreador de peça de mão, é montada e calibrada. (Cortesia de X-Nav Technologies, Lansdale, Pennsylvania).

A sonda e a placa Go Plate (X-Nav Technologies, LLC, Lansdale, Pennsylvania) são calibradas colocando a sonda no orifício pivotante do orifício da placa Go Plate. Uma placa Go Plate (X-Nav Technologies, LLC, Lansdale, Pensilvânia) e a sonda são calibradas colocando a sonda no orifício de articulação da placa Go Plate. Uma broca de implante é colocada na peça de mão e a broca de implante é colocada na Go Plate perpendicularmente ao alvo central (Fig. 7).

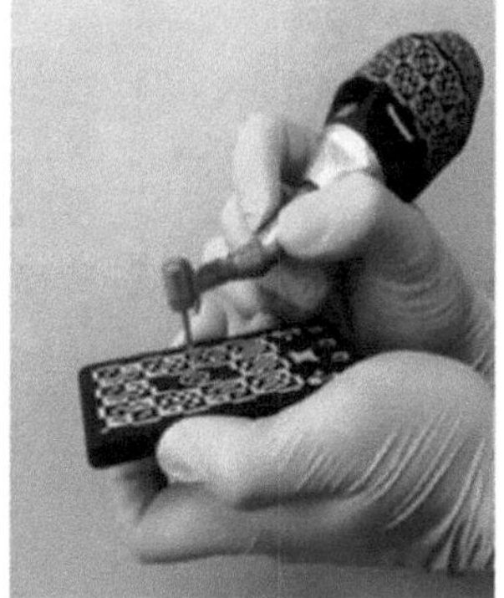

Fig. 7. Uma broca de implante é colocada na peça de mão e a broca de implante é colocada na Go Plate perpendicularmente ao alvo central. (Cortesia de X-Nav Technologies, Lansdale, Pennsylvania).

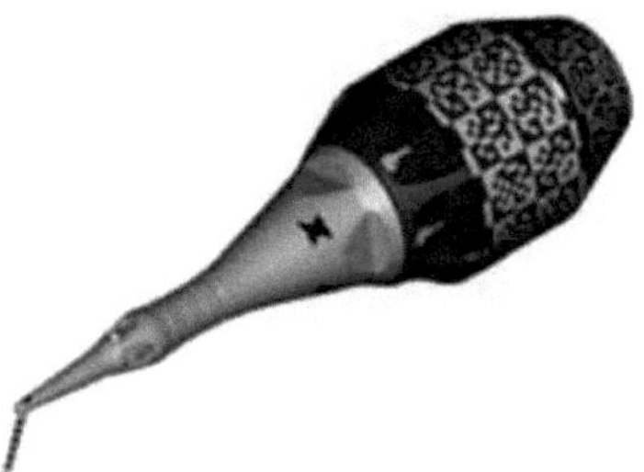

Fig. 8. No paciente edêntulo, uma sonda de calibração de paciente edêntulo é calibrada. (Cortesia de X-Nav Technologies, Lansdale, Pennsylvania.

O comprimento da broca é então verificado pelo sistema DN. Se o registo da medição do comprimento da broca falhar, poderá ser necessário executar novamente a calibração do mandril da peça de mão. No doente edêntulo, é calibrada uma sonda de calibração do doente edêntulo (Fig. 8). Em seguida, a placa de rastreio do paciente edêntulo é colocada no osso do paciente por baixo de um retalho subperiosteal numa área do osso onde não existem parafusos fiduciais edêntulos. A placa de rastreio é ligada a um braço de rastreio do paciente e a um rastreador do paciente. O localizador do doente e os parafusos fiduciais edêntulos são então registados no sistema DN tocando nos parafusos (fiduciais) com a sonda à medida que o sistema os localiza. No caso do doente dentado, o clip fiducial ligado a um braço do patient tracker e ao patient tracker é registado automaticamente pelo sistema no momento da calibração. A precisão da calibração é verificada entre os fiduciais e a broca. A broca é colocada em 3 esferas fiduciais no clip fiducial para o doente dentado ou nos parafusos fiduciais edêntulos.

O médico olha para as vistas bidimensionais (2-D) para obter dados de precisão a verde. Se todos os três fiduciais tiverem indicadores verdes, a calibração do sistema está dentro dos 200 micrómetros. Este passo não é efectuado em doentes desdentados. Antes do início da cirurgia e após a mudança de cada broca, o médico efectua uma "verificação do sistema". Este passo assegura que os instrumentos estão calibrados e que o sistema está corretamente registado no doente.

REALIZAÇÃO DE CIRURGIA DE NAVEGAÇÃO DINÂMICA

É importante confirmar sempre a precisão do sistema de rastreio, efectuando verificações frequentes do sistema. Os pontos de referência anatómicos do doente são tocados com os instrumentos. Em seguida, o médico confirma visualmente que os pontos de referência radiográficos no ecrã estão exatamente correlacionados. Os pontos de referência ideais são dentes adjacentes ou pontos de referência ósseos próximos do local de implante planeado ou marcadores fiduciais em pacientes edêntulos. O operador olha para o ecrã enquanto a broca é posicionada sobre o local da cirurgia. O ecrã do sistema de navegação permite a visualização de uma broca virtual com a demonstração da profundidade em décimas de milímetro, o desvio angular do eixo da broca em relação ao eixo do implante planeado em décimas de grau e o timing do implante. A ponta da broca, um ponto azul, é posicionada sobre o alvo para indicar a posição ideal da plataforma planeada. A parte superior da broca, um pequeno círculo, é então colocada sobre o ponto azul para indicar o ângulo planeado ideal. A profundidade é indicada por cores, amarelo, verde e vermelho. A profundidade planeada está sempre nas 45 posições do alvo.

O assistente cirúrgico supervisiona a aspiração e olha para o campo cirúrgico para notificar o cirurgião de quaisquer irregularidades, tais como falta de irrigação ou colocação de broca grosseiramente mal posicionada. À medida que a perfuração do implante ocorre, o indicador de profundidade muda de cor de verde para amarelo quando a broca está a 0,5 mm da profundidade pretendida. O amarelo passa a vermelho, indicando quando deve parar a profundidade da osteotomia (Fig. 9). Durante a cirurgia de implante, o tamanho, a largura, o tipo e a localização do implante podem ser ajustados com base em factores intra-operatórios considerados necessários para um implante estável e adequadamente restaurável.

VANTAGENS DA NAVEGAÇÃO DINÂMICA

Os cirurgiões de implantes podem avaliar um doente, digitalizar o doente, planear a posição do implante e realizar a cirurgia de implante no mesmo dia, sem o atraso ou o custo do fabrico de um stent de guia cirúrgico estático. Esta tecnologia também permite que o cirurgião de implantes altere os parâmetros de tamanho, sistema e localização do implante no intra-operatório, quando as situações clínicas exigirem uma alteração. A DN permite aos cirurgiões a confiança de saber que a colocação do implante está corretamente no osso sem ter de abrir um retalho, minimizando assim o trauma para o doente. A principal vantagem da DN é o facto de permitir o cirurgião pode verificar a exatidão em todos os momentos da cirurgia, ao contrário da técnica estática, em que, se a tala não estiver corretamente posicionada e fixada, pode ocorrer um erro grosseiro significativo em toda a cirurgia de implantes. A colocação incorrecta de implantes dentários colocados à mão livre tem sido documentada na literatura dentária.[78] Existe um desvio angular médio de 2,71_ (DP 1,36) para guias nascidas na mucosa de edêntulos versus 9,92_ (DP 6,01) para a colocação à mão livre. Os desvios angulares médios são semelhantes para os implantes colocados com DN de 2,97_ (DP 2,08) em comparação com a mão livre de 6,50_ (DP 4,21).[78] Qualquer forma de CAS é estatisticamente mais exacta e precisa do que a colocação à mão livre, uma vez que ultrapassa a imprecisão inerente à colocação humana

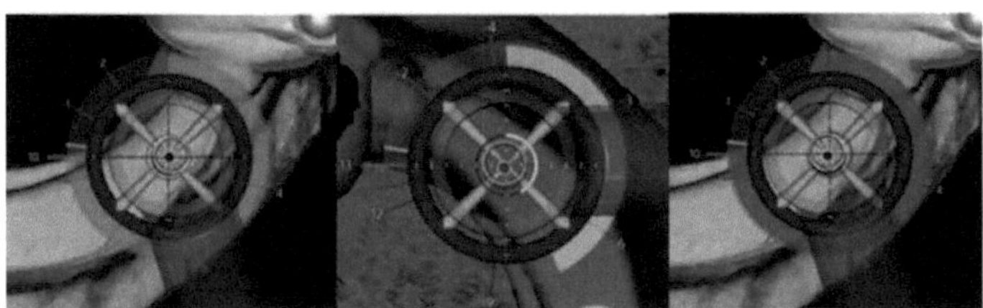

visão. Fundamentalmente, a abordagem dinâmica à colocação de implantes tem taxas de insucesso de implantes semelhantes às das abordagens estáticas e tradicionais.

Fig. 9. À medida que a perfuração do implante ocorre, o indicador de profundidade muda de cor de verde para amarelo quando a broca está a 0,5 mm da profundidade pretendida. O amarelo passa a vermelho, indicando quando deve parar a profundidade da osteotomia. (Cortesia de X-Nav Technologies, Lansdale, Pensilvânia).

Ergonomicamente, a DN permite ao cirurgião olhar para o ecrã mais do que para dentro da boca, diminuindo a necessidade de curvar as costas ou o pescoço durante um período prolongado. A DN também permite que o cirurgião efectue a osteotomia e coloque o implante com visualização direta limitada na boca em pacientes com abertura bucal limitada ou em casos de colocação posterior de implantes com visualização difícil. Também permite a orientação da colocação do implante quando os espaços interdentários impedem a utilização de tubos de orientação adequados com guias estáticas, como na região do incisivo mandibular.

DESVANTAGENS DA NAVEGAÇÃO DINÂMICA

A implementação do DN requer um investimento significativo para o cirurgião de implantes dentários. Para além de uma CBCT e de um IOS, existe o custo de capital do sistema DN. Existe também o custo por caso dos clipes fiduciais, marcadores e placas. Os cirurgiões com experiência limitada em tecnologia e processamento de imagens virtuais podem ter dificuldade em fazer a transição para uma modalidade diferente de prática. Existe também uma curva de aprendizagem com a aplicação de uma nova tecnologia para todos os níveis de conforto tecnológico. Foi avaliada a curva de aprendizagem de um sistema DN. O cirurgião torna-se estatisticamente equivalente, proficiente, após 10 a 20 implantes colocados com o sistema.[79] Além disso, o dentista de restauração necessitará de formação para se sentir confortável com o fluxo de trabalho implementado pelo cirurgião de implantes. Outra desvantagem é que os actuais sistemas aprovados pela FDA para pacientes edêntulos requerem a cirurgia adicional de colocação de parafusos fiduciais e placas de rastreio. Este obstáculo será brevemente substituído por um método sem fiduciais. A anatomia do doente tomará o lugar dos parafusos. O médico seleccionará pontos específicos no CBCT durante o planeamento. Depois de o localizador do doente ser colocado, o doente será registado através da marcação desses pontos com a sonda calibrada. Tanto os doentes dentados como os edêntulos têm de ter também um braço de seguimento potencialmente incómodo ligado à boca. À medida que o hardware e o software dos sistemas DN forem amadurecendo, estas desvantagens irão diminuir.

RESUMO

A progressão natural da imagiologia e diagnóstico analógicos 2-D para a imagiologia e diagnóstico digitais 3-D conduziu a uma maior compreensão da natureza complexa da cirurgia de implantes e próteses. A utilização crescente destas modalidades terapêuticas e de diagnóstico 3-D digitais permite que a equipa cirúrgica veja as limitações da cirurgia à mão livre. A CAS permite à equipa de implantes ultrapassar as limitações da visão estéreo humana e aumentar a exatidão e a precisão da colocação dos implantes. A DN permite ao cirurgião implementar planos de tratamento de implantes digitais de uma forma eficiente. Esta eficiência e flexibilidade permitem que a equipa utilize o CAS em todos os implantes e em todos os pacientes. As provas estatísticas de alto nível ilustram claramente a maior exatidão e precisão do CAS em relação à cirurgia à mão livre.

CONCLUSÃO

Os avanços na cirurgia oral e maxilofacial deram início a uma nova era de cuidados aos doentes e de excelência cirúrgica. Estes avanços abrangem um vasto leque de áreas, desde a tecnologia e as técnicas até aos resultados dos doentes e à colaboração interdisciplinar. Algumas das principais conclusões destes avanços incluem:

Em Procedimentos Minimamente Invasivos a transição para técnicas minimamente invasivas melhorou significativamente o conforto do paciente e os tempos de recuperação. Os pacientes beneficiam de menos dor, cicatrizes mais pequenas e um regresso mais rápido à sua vida quotidiana.

Imagiologia e navegação avançadas: -A integração de ferramentas de imagiologia e navegação 3D transformou o planeamento e a execução cirúrgica, aumentando a precisão e a segurança. Implantes dentários - A tecnologia de implantes dentários progrediu, oferecendo aos pacientes soluções mais fiáveis e esteticamente agradáveis para a substituição de dentes, melhorando a saúde oral e aumentando a confiança.

Cirurgia ortognática - Os aperfeiçoamentos nas técnicas de cirurgia ortognática melhoraram a correção das deformidades faciais e maxilares, conduzindo a melhores resultados funcionais e estéticos. Engenharia de tecidos e medicina regenerativa - Os desenvolvimentos na engenharia de tecidos e na medicina regenerativa são muito promissores para a reconstrução de defeitos complexos e para o tratamento de doenças orais e maxilofaciais.

Gestão da dor - Os métodos melhorados de gestão da dor tornaram a recuperação mais confortável para os doentes, reduzindo a ansiedade e as complicações pós-operatórias. Telemedicina e colaboração interdisciplinar - A integração da telemedicina e a colaboração melhorada entre especialistas asseguram cuidados abrangentes e centrados no doente, o que conduziu a resultados mais bem sucedidos. Educação e formação - Ferramentas educativas e métodos de formação avançados equiparam melhor os futuros cirurgiões orais e maxilofaciais para se destacarem nesta área.

Estes avanços significam, coletivamente, um futuro melhor para a cirurgia oral e maxilofacial. Prometem tratamentos mais seguros, mais eficazes e menos invasivos para uma vasta gama de condições. À medida que este campo continua a evoluir, os pacientes podem esperar por desenvolvimentos ainda mais promissores que irão melhorar o seu bem-estar geral e a sua qualidade de vida.

BIBLIOGRAFIA

1. Durant W. The story of philosophy: the lives and opinions of the great philosophers of the western world. New York: Simon and Schuster; 1961.
2. Mark JJ. Heráclito de Éfeso. Enciclopédia de História Antiga. Disponível em: https://www.ancient.eu/ Heraclitus_of_Ephesos/. Acedido em 21 de março de 2019.
3. Marchena JM, Shum JW, Jundt JS. The Evolution of Technological Advancements in Oral and Maxillofacial Surgery (A Evolução dos Avanços Tecnológicos na Cirurgia Oral e Maxilofacial). Clínicas de Cirurgia Oral e Maxilofacial. 2019 Nov 1;31(4): xi-i.
4. Sharma SK, Singh D, Sharma N, Verma S, Srivastava N, Bhatiya D, Agarwal P, Chandel D, Sharma D, Anam N. Recent Advances in the Field of Reconstruction in Oral & Maxillofacial Surgery.
5. Hakobyan G. New Trends Oral and Maxillofacial Surgery Past Two Decades (Novas Tendências da Cirurgia Oral e Maxilofacial nas Últimas Duas Décadas). J Surg Curr Trend Innov S1: 006. Recebido: maio. 2020;13.
6. Yu GY. Cirurgia oral e maxilofacial: Atualidade e futuro. Anais de Cirurgia Maxilofacial. 2013 Jul;3(2):111.
7. Menon HM., et al. "Recent advances in local anesthesia" (Avanços recentes na anestesia local). Revista Internacional de Investigação Avançada 7.10 (): 734-760.
8. Neha Thilak, et al. "Delivery Systems of Local Anesthetics in Dentistry: An Update" [Atualização]. Ata ScientificDental Sciences 4.5 (2020): 23-27.
9. Singh Nitin, et al. "Painless anesthesia: Uma nova abordagem". Journal OfDentofacial Sciences 2 (2013): 49-55
10. Maiman T. Comentários sobre a sua criança precoce de cinco anos [editorial]. Laser Focus. 1965; 1:2-4
11. Coluzzi DJ, Convissar RA, Roshkind DM. Fundamentos do laser. Em: Convissar R, editor. Princípios e prática da medicina dentária a laser. 2a ed: Elsevier Ciências da Saúde; 2016. p. 12-26
12. Strauss RA, Fallon SD. Lasers na cirurgia oral e maxilofacial contemporânea. Dent Clin N Am. 2004;48(4)

13. . Barak S, Kaplan I, Rosenblum I. A utilização do laser de CO2 na cirurgia oral e maxilofacial. J Clin Laser Med Surg. 1990; 10:69-70

14. Strauss RA, Coleman M. Lasers em cirurgia oral e maxilofacial de grande porte. In: Convissar R, editor. Princípios e prática da medicina dentária a laser. 2ª ed: Elsevier Health Sciences; 2016. p. 234-50

15. Romanos G, Nentwig G. Laser de díodo (980 nm) em procedimentos cirúrgicos orais e maxilofaciais: observações clínicas baseadas em aplicações clínicas. J Clin Laser Med Surg. 1999; 17:193-7.

16. Mitchell O, Blackhall K, Lister T, Downie I. A utilização e aplicação de lasers na cirurgia oral e maxilofacial. Br J Oral Maxillofacial Surg. 2017;55(10): E155

17. Koslin M. Aplicações do laser na cirurgia artroscópica da articulação temporomandibular. Oral Maxillofacial Surg Clin N Am. 2004;16(2):269-75

18. Sukegawa S, Kanno T, Furuki Y. Aplicação de sistemas de navegação assistida por computador em cirurgia oral e maxilofacial. Jpn Dent Sci Rev. 2018; 54:139-49

19. Kanno T, Sukegawa S, Karino M, Furuki Y. Reconstrução de trauma orbital assistida por navegação utilizando um sistema bioativo osteocondutor/bioresorvível u-HA/PLLA. J Maxillofacial Oral Surg. 2019; 18:329-38.

20. . Li P, Li Z, Tian W, Tang W. Uma estratégia para remoção de corpo estranho na mandíbula com sistema de navegação. Int J Oral Maxillofacial Surg. 2015; 44:885-8.

21. Dong QN, Karino M, Koike T, Ide T, Okuma S, Kaneko I, Osako R, Kanno T. Reconstrução de fratura da parede orbital medial isolada assistida por navegação utilizando uma folha U-HA/PLLA através de uma abordagem transcaruncular. J Investig Surg. 2019:1-9.

22. . Baumann A, Sinko K, Dorner G. Reconstrução tardia da órbita com implantes específicos do paciente utilizando planeamento e navegação assistidos por computador. J Oral Maxillofacial Surg. 2015;73: S101-6.

23. Azarmehr I, Stokbro K, Bell RB, Thygesen T. Navegação cirúrgica: uma revisão sistemática das indicações, tratamentos e resultados na cirurgia oral e maxilofacial. J Oral Maxillofacial Surg. 2017; 75:1987-2005.

24. . Zrnc TA, Wallner J, Zemann W, Pau M, Gstettner C, Brcic L, Assaf AT, Hassanzadeh H, Feichtinger M, Schwenzer-Zimmerer K. Avaliação das margens tumorais no cancro da cabeça e pescoço utilizando um sistema de navegação 3D baseado na fusão de imagens PET/CT - um estudo piloto. J Cranio-Maxillofacial Surg. 2018; 46:617-23.

25. Sukegawa S, Kanno T, Shibata A, Matsumoto K, Sukegawa Takahashi Y, Sakaida K, Furuki Y. Cirurgia de tampa óssea precisa assistida por navegação intra-operatória para remover uma lesão mandibular: um relato de caso. Oral Maxillofacial Surg Cases. 2017; 3:15-9.

26. He Y, Huang T, Zhang Y, An J, He L. Aplicação de um sistema de navegação cirúrgica assistida por computador na cirurgia de anquilose da articulação temporomandibular: um estudo retrospetivo. Int J Oral Maxillofacial Surg. 2017; 46:189-97.

27. Efanov JI, Roy AA, Huang KN, et al. Planeamento cirúrgico virtual: as pérolas e as armadilhas. Plast Reconstr Surg Glob Open 2018;6(1): e1443

28. Kent JN, Block MS, Halpern J, et al. Long-term results on VK partial and total temporomandibular jointsystems. J Long Term Eff Med Implants 1993;3(1): 2940.

29. Wolford LM, Mercuri LG, Schneiderman ED, et al. Estudo de acompanhamento de vinte anos de uma prótese de articulação temporomandibular adaptada ao paciente: o dispositivo Techmed- ica/TMJ Concepts. J Oral Maxillofacial Surgery 2015;73(5):952-60.

30. Conceitos de TMJ. Descrição do material. Disponível em: https://tmjconcepts.com/product- information/material-description/. Acedido em 1 de fevereiro de 2019.

31. Wolford LM, Dingwerth DJ, Talwar RM, et al. Comparação de 2 sistemas de prótese total da articulação temporomandibular. J Oral Maxillofacial Surgery 2003;61: 685-90.

32. Zou L, He D, Ellis E. Uma comparação do acompanhamento clínico de próteses diferenciais de substituição total da articulação temporomandibular: uma revisão sistemática e meta-análise. J Oral Maxillofac Surg 2018;76: 294-303.

33. Movahed R, Teschke M, Wolford LM. Protocolo para a reconstrução total da

articulação temporomandibular personalizada concomitante e cirurgia ortognática utilizando simulação cirúrgica assistida por computador.J Oral Maxillofac Surg 2013;71:2123- 9.

34. Ellis E. Fixação esquelética rígida de fracturas. J Oral Maxillofacial Surg 1993; 51:16373.

35. Christiansen GW. Operação aberta e inserção de placa de tântalo para fratura da mandíbula. J Oral Surg 1945; 3:194.

36. Luhr HG. A osteossíntese estabilizadora de fracturas não esterilizadas. Dtsch Zahnarztl Z 1968; 23:754.

37. Brix F, Lambrecht JT. Preparação de modelos individuais de crânio com base em informações de tomografia computorizada. Fortschr Kiefer Gesichtschir 1987;32: 74-7.

38. Lambrecht JT, Brix F. Fabricação de modelos individuais de crânio para cirurgia craniofacial. Cleft Palate J 1990; 27(4):382-5.

39. Wilde F, Winter K, Kletsch K, et al. Reconstrução da mandíbula utilizando placas de reconstrução pré-curvadas específicas do paciente: comparação dos métodos de chave padrão e de transferência. Int J Comput Assist Radiol Surg 2015;10: 129-40.

40. Ciocca L, Mazzoni S, Fantini M, et al. Reconstrução mandibular secundária guiada por CAD/CAM de um defeito de continuidade após cirurgia ablativa do cancro. J Craniomaxillofac Surg 2012;40:e511-5.

41. Wilde F, Hanken H, Probst F, et al. Estudo multicêntrico sobre a utilização de placas de reconstrução CAD/CAM específicas do paciente para a reconstrução mandibular. Int J Com-put Assist Radiol Surg 2015; 10:2035-51.

42. Mascha F, Winter K, Pietzka S, et al. Precisão das reconstruções mandibulares assistidas por computador utilizando implantes específicos do paciente em combinação com chaves de transferência fabricadas em CAD/CAM. J Craniomaxilofacial Surg 2017; 45:1884-97.

43. Schepers RH, Raghoebar GM, Vissink A, et al. Precisão da reconstrução da fíbula utilizando placas de reconstrução CAD/CAM específicas do paciente e implantes dentários: uma nova modalidade para a reconstrução funcional de defeitos mandibulares. J Craniomaxillofacial Surg 2015; 43:649-57.

44. Mazzoni S, Marchetti C, Sgarzani R, et al. Cirurgia maxilofacial guiada proteticamente: avaliação da precisão de um guia cirúrgico e placa óssea personalizada em pacientes oncológicos após reconstrução mandibular. Plast Reconstr Surg 2013; 131(6):1376-85.

45. Ciocca L, Marchetti C, Mazzoni S, et al. Precisão da secção e inserção da fíbula numa placa óssea de prototipagem rápida, para reconstrução mandibular utilizando a tecnologia CAD-CAM. J Craniomaxillofacial Surg 2015; 43:28-33.

46. Melville JC, Manis CS, Shum JW, et al. Placa de reconstrução de titânio impressa em 3D de unidade única para reconstrução maxilar: a evolução da reconstrução cirúrgica para defeitos maxilares - um relato de caso e revisão das técnicas actuais. J Oral Maxillofacial Surg 2018.

47. Li B, Zhang L, Sun H, et al. Um novo método de cirurgia ortognática assistida por computador utilizando modelos CAD/CAM individuais: uma combinação de guias de osteotomia e reposicionamento. Br J Oral Maxillofacial Surg 2013;51: e239-44.

48. Philippe B. Miniplacas de titânio pré-fabricadas e personalizadas em osteotomias LeFort I: princípios, procedimento e conhecimentos clínicos. Int J Oral Maxillofacial Surg 2013; 42:1001-6.

49. Mazzoni S, Bianchi A, Schiariti G, et al. Desenho assistido por computador e guias de corte de fabrico assistido por computador e placas de titânio personalizadas são úteis no reposicionamento waferless da maxila superior.J Oral Maxillofacial Surg 2015;73:701-7.

50. Suojanen J, Leikola J, Stoor P. A utilização de implantes específicos do paciente em cirurgia ortognática: uma série de 32 pacientes com osteotomia maxilar. J Craniomaxilofacial Surg 2016; 44:1913-6.

51. Heufelder M, Wilde F, Pietzka S, et al. Precisão clínica do posicionamento maxilar sem wafer utilizando guias cirúrgicos personalizados e osteossíntese específica do paciente em cirurgia ortognática bimaxilar. J Craniomaxilofacial Surg 2017;45:1578-85.

52. Suojanen J, Leikola J, Stoor P. A utilização de implantes específicos do paciente em cirurgia ortognática: uma série de 30 pacientes com osteotomia de divisão sagital da mandíbula. J Craniomaxilofacial Surg 2017;45:990-4.

53. Li B, Shen S, Jiang W, et al. Uma nova abordagem de cirurgia ortognática sem tala utilizando um sistema de guia cirúrgico ortognático personalizado: um estudo preliminar. Int J Oral Maxillofacial Surg 2017;46: 1298-305.

54. Bhumiratana S, Bernhard JC, Alfi DM, et al. Enxertos autólogos de engenharia de tecidos para reconstrução óssea facial. Sci Transl Med 2016;8(343):ra83.

55. Bansal A, Bansal V, Popli G, et al, editores. Robots in Head and Neck Surgery (Robôs em cirurgia de cabeça e pescoço). J Appl Dent Med Sci 2016; 2:168-75.

56. Liu HH, Li LJ, Shi B, et al. Sistemas cirúrgicos robóticos em cirurgia maxilofacial: uma revisão. Int J Oral Sci 2017; 9:63-73.

57. Preusche C, Ortmaier T, Hirzinger G. Teleoperation Concepts in Minimal Invasive Surgery (Conceitos de teleoperação em cirurgia minimamente invasiva). Weingarten, Alemanha: Actas da 1ª Conferência da IFAC sobre Aplicações Telemáticas em Automação e Robótica, 2001.

58. McLeod IK, Melder PC. Excisão assistida por robô Da Vinci de um cisto valvular: relato de caso. Ear Nose Throat J 2005; 84:170-2.

59. Joo OY, Song SY, Park HS, et al. Reconstrução mamária protética assistida por robô de porta única com o Sistema Cirúrgico da Vinci SP: primeiro relatório clínico. Arch Plast Surg 2021; 48:194-8.

60. Ji YB, Song CM, Bang HS, et al. Resultados funcionais e cosméticos da dissecção do pescoço assistida por robô através de uma abordagem de lifting facial pós-auricular para o cancro da cabeça e do pescoço. Oral Oncol 2017; 70:51-7.

61. Lira RB, Chulam TC, de Carvalho GB, et al. Esvaziamento cervical retroauricular endoscópico e robótico versus convencional para cancro oral. J Robot Surg 2018; 12:117-29.

62. Sukato DC, Ballard DP, Abramowitz JM, et al. Dissecção do pescoço robótica versus convencional: Uma revisão sistemática e meta-análise. Laryngoscope 2019; 129:158796.

63. Lemieux A, Kedarisetty S, Raju S, et al. Rendimento dos gânglios linfáticos como fator de previsão da sobrevivência no carcinoma da cavidade oral com nódulos patológicos negativos. Otolaryngol Head Neck Surg 2016; 154:465-72.

64. Park YM, Kim DH, Kang MS, et al. Impacto real do sistema robótico cirúrgico para cirurgia de precisão de parotidectomia: parotidectomia retroauricular usando

o sistema cirúrgico da Vinci. Gland Surg 2020; 9:183-91.

65. Arian Y. Uma revisão da aplicação de robôs em cirurgia maxilofacial. J Oral Health Dent Res 2021; 1:1-4.

66. O'Malley BW Jr, Weinstein GS, Snyder W, et al. Cirurgia robótica transoral (TORS) para neoplasias da base da língua. Laryngoscope 2006; 116:1465-72.

67. Weinstein GS, O'Malley BW Jr, Snyder W, et al. Cirurgia robótica transoral: amigdalectomia radical. Arch Otolaryngol Head Neck Surg 2007; 133:1220-6.

68. Park YM, Byeon HK, Chung HP, et al. Estudo comparativo da cirurgia robótica transoral e da cirurgia aberta radical para o cancro da hipofaringe. Ata Otolaryngol 2013; 133:641-8.

69. Leonhardt FD, Quon H, Abrahão M, et al. Cirurgia robótica transoral para carcinoma orofaríngeo e seu impacto na qualidade de vida e função relatada pelo paciente. Head Neck 2012; 34:146-54.

70. Kang SW, Lee SH, Ryu HR, et al. Experiência inicial com o esvaziamento cervical radical modificado assistido por robô para o tratamento do carcinoma da tiroide com metástases nos nódulos cervicais laterais. Surgery 2010; 148:1214-21.

71. Nadjmi N. Cirurgia Transoral Robótica de Fenda Palatina. Cleft Palate Craniofacial J 2016; 53:326-31.

72. Gundlapalli VS, Ogunleye AA, Scott K, et al. Colheita do retalho perfurante da artéria epigástrica inferior profunda assistida por robô para reconstrução mamária: Um relato de caso. Microcirurgia 2018; 38:702-5.

73. Zhou XY, Guo Y, Shen M, et al. Aplicação da inteligência artificial na cirurgia. Front Med 2020; 14:417-30.

74. Rungcharassaeng K, Caruso JM, Kan JYK, et al. Precisão da cirurgia guiada por computador: uma comparação da experiência do operador. J Prosthet Dent 2015; 114(3):407-13.

75. Vermeulen J. A precisão da colocação de implantes por cirurgiões experientes: abordagem guiada versus abordagem à mão livre num modelo plástico simulado. Int J Oral Maxillofacial Implants 2017;32(3):617-24.

76. Strong EB, Rafii A, Holhweg-Majert B, et al. Comparação de 3 sistemas de navegação ótica para cirurgia maxilofacial assistida por computador. Arch

Otolaryngol Head Neck Surg 2008;134(10):1080-4.

77. Kernen F, Benic GI, Payer M, et al. Precisão de modelos impressos tridimensionais para colocação guiada de implantes com base na correspondência de uma digitalização de superfície com CBCT. Clin Implant Dent Relat Res 2016; 18(4):762-8.

78. Emery RW, Merritt SA, Lank K, et al. Precisão da navegação dinâmica para colocação de implantes dentários - avaliação baseada em modelos. J Oral Implantol 2016; 42:399.

79. Block MS, Emery RW, Cullum DR, et al. A colocação de implantes é mais exacta utilizando a navegação dinâmica. J Oral Maxillofacial Surg 2017; 75:1377.

80. Instruções de utilização do software ProPlan CMF 3.0.1. Plymouth (MI): Materialise Inc; 2017. p. 3

81. Hashemi J, Rajati M, Rezayani L, et al. Medições do osso temporal; uma comparação entre a TC em espiral processada e a cirurgia. Iran J Radiol 2014;11(3):e9400

82. Petridou N, Italiaander M, van de Bank BL, et al. Ultrapassando os limites da ressonância magnética funcional de alta resolução usando um design simples de bobina multi-elemento de alta densidade. NMR Biomed 2013;26(1):65-73.

83. . Suchyta MA, Gibreel W, Hunt CH, et al. Utilização de imagens de ressonância magnética de ossos negros no planeamento cirúrgico virtual craniofacial: um estudo comparativo em cadáveres. Plast Reconstructive Surgery 2018;141(6): 1459-70.

84. . Resnick CM, Inverso G, Wrzosek M, et al. Existe uma diferença de custo entre o planeamento cirúrgico padrão e virtual para cirurgia ortognática? J Oral Maxillofacial Surgery 2016;74(9):1827-33.

85. Van den Bempt M, Liebregts J, Maal T, et al. Rumo a uma maior precisão na cirurgia ortognática através da utilização de navegação informática intraoperatória, guias cirúrgicos 3D e/ou placas de osteossíntese personalizadas: uma revisão sistemática. J Craniomaxilofacial Surgery 2018; 46(12):2108-19.

86. Bernstein JM, Daly MJ, Chan H, et al. Precisão e reprodutibilidade de guias de corte virtuais e navegação 3D para osteotomias da mandíbula e maxila. PLoS ONE 2017;12(3). e0173111.

87. Schendel SA, Jacobson R, Khalessi S. Simulação facial tridimensional em cirurgia ortognática: é exacta? J Oral Maxillofacial Surgery 2013;71(8): 140614.

88. Jansen J, Schreurs R, Dubois L, et al. As vantagens do diagnóstico avançado assistido por computador e do planeamento pré-operatório tridimensional na posição do implante na reconstrução orbital. J Craniomaxillofacial Surgery 2018;46(4):715- 21.

89. Cai EZ, Koh YP, Hing EC, et al. A cirurgia de navegação assistida por computador melhora os resultados da cirurgia reconstrutiva orbital. J Craniofacial Surgery 2012; 23(5):1567-73.

90. Kau CH, Richmond S, Zhurov AI, et al. Fiabilidade da medição da morfologia facial com um sistema de digitalização a laser tridimensional. Am J Orthod Dentofacial Orthop 2005;128(4):424-30.

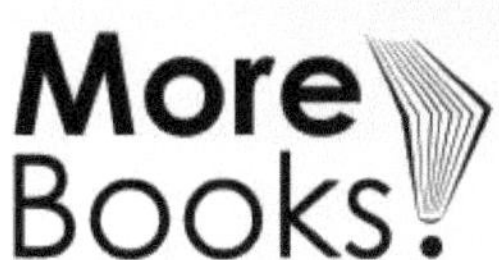

More
Books!

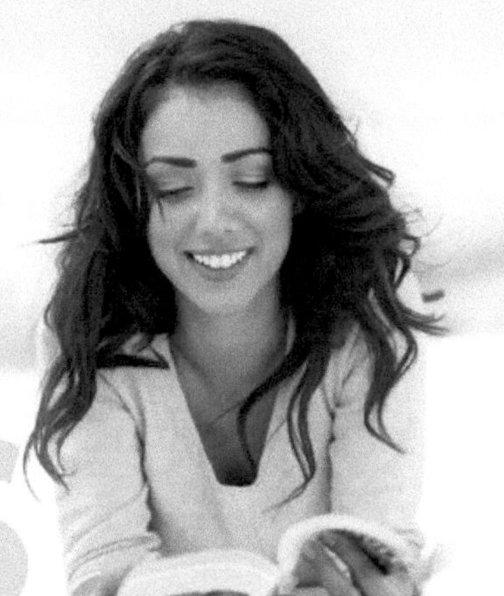

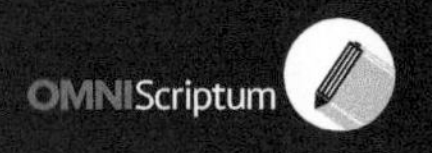

info@omniscriptum.com
www.omniscriptum.com
OMNIScriptum

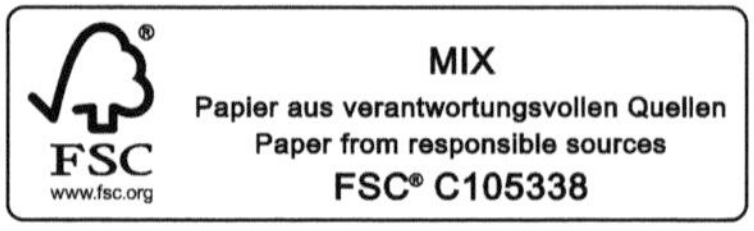

Printed by Books on Demand GmbH, Norderstedt / Germany